W0249848

Mosaik

bei GOLDMANN

Buch

Immer mehr Kinder und Jugendliche greifen regelmäßig zur Zigarette und geraten in den Teufelskreis der Nikotinsucht. Die Eltern bemerken oft gar nichts davon oder stehen hilflos daneben, ihre Warnungen stoßen auf taube Ohren. Allen Carr vermittelt auf seine millionenfach bewährte Weise, was Eltern tun können, wie sie die psychischen Belastungen, denen ihr Kind ausgesetzt ist, besser verstehen lernen und – das ist besonders wichtig – wie sie ihnen ein gutes Beispiel geben können. So lernen Kinder, sich von falschen Vorstellungen über das Rauchen zu befreien und dem Druck von Freunden sowie den Versuchungen der Werbung selbstbewusst zu widerstehen.

Autor

Allen Carr war selbst ein sehr starker Raucher, bevor er 1983 eine Methode entwickelte, mit der es Tausende von Menschen schafften, einfach mit dem Rauchen Schluss zu machen. Durch seinen sensationellen Erfolg erlangte der Autor internationales Ansehen. Viele Ärzte und die Weltgesundheitsorganisation WHO unterstützen seine Vorgehensweise. Inzwischen hat er weltweit Standorte mit speziell ausgebildeten Trainern. Die Adressen finden Sie am Ende dieses Buches.

Von *Allen Carr außerdem bei Mosaik bei Goldmann:*

Endlich Nichtraucher! (13664, 16190, 16401)
Endlich Wunschgewicht! (16117, 16402)
Endlich fliegen ohne Angst! (16288)
Für immer Nichtraucher! (16293)

ALLEN CARR

Endlich Nichtraucher! Der Ratgeber für Eltern

So bleibt Ihr Kind frei von Nikotin

So helfen Sie Ihrem Kind,
mit dem Rauchen Schluss zu machen

Aus dem Englischen von
Gabriele Zelisko

Mosaik
bei GOLDMANN

Umwelthinweis:
Alle bedruckten Materialien dieses Taschenbuches
sind chlorfrei und umweltschonend.

Vollständige Taschenbuchausgabe September 2001
Wilhelm Goldmann Verlag, München,
ein Unternehmen der Verlagsgruppe Random House GmbH

Originaltitel: How To Stop Your Child Smoking
Originalverlag: Penguin Books Ltd, London
Umschlaggestaltung: Design Team München
unter Verwendung folgender Fotos:
Umschlag und Umschlaginnenseiten: Guido Pretzl
Satz: Filmsatz Schröter GmbH, München
Druck: GGP Media, Pößneck
Verlagsnummer: 16358
kö · Herstellung: Max Widmaier
Made in Germany
ISBN 3-442-16358-7
www.goldmann-verlag.de

1 3 5 7 9 10 8 6 4 2

Inhalt

Vorwort

Rauchen gehört so sehr zu unserem Alltag, dass wir glauben, alles darüber zu wissen. Doch bei genauerem Hinsehen stellt sich heraus, dass selbst in unserem so genannten aufgeklärten Zeitalter die Fakten genau dem Gegenteil dessen entsprechen, was die große Mehrheit in unserer westlichen Zivilisation für zutreffend hält.

In Großbritannien waren schon einmal achtzig Prozent der erwachsenen Bevölkerung Raucher, neuesten Statistiken zufolge beläuft sich ihr Anteil heute auf sechsundzwanzig Prozent. Diese Zahlen mögen zu der Annahme verleiten, dass wir uns im Kampf gegen das gefürchtete »Kraut« allmählich auf dem Siegeszug befinden. Soweit es um die Erwachsenen geht, halte ich das für zutreffend. Es gibt jedoch eine Altersgruppe, in der das Rauchen deutlich auf dem Vormarsch ist, eine Gruppe, in der man diese Entwicklung am wenigsten erwarten würde. Ich war fast schon im Begriff, diese Gruppe als Jugendliche zu bezeichnen, dabei befinden sich auch schon Tausende von Acht- bis Zwölfjährigen in den Fängen des Nikotins. Warum? Bei *uns* war es schließlich noch so, dass *wir* damals noch nichts von den Krebsrisiken wussten, sonst wären wir doch niemals in diese Falle getappt. Warum aber werden so viele unserer Kinder abhängig? Und warum ist das Rauchen vor allem unter jungen Mädchen so verbreitet?

Vielleicht machen Sie sich Sorgen, Ihr Kind könnte auf härtere Drogen wie Heroin umsteigen. In diesem Fall müssen Sie sich vor Augen halten, dass es sich beim Rauchen tatsächlich erst um den Anfang handelt. Bevor wir mit dem Rauchen beginnen, können wir uns sehr gut ohne äußerliche Krücke in der Gesellschaft bewegen oder mit Stress umgehen. Erst durch den Konsum von Nikotin und in geringerem Ausmaß von Alkohol, beginnen wir uns sowohl körperlich als auch verstandesmäßig für unvollständig zu halten. Da die Vorteile, die Drogen bieten, aber rein illusorisch sind, liegt es auf der Hand, dass Jugendliche schließlich nach einem noch stärkeren Kick suchen.

Das größte Missverständnis im Zusammenhang mit dem Rauchen ist die Einstellung der Gesellschaft dazu. Wir wissen zwar, dass es ungesund ist und zu ernsten Erkrankungen führen kann – sogar die Mehrzahl der Raucher selbst betrachtet es heutzutage als schmuddeligen und unsozialen Zeitvertreib –, aber niemand würde es auch nur für annähernd so schlimm halten wie die Abhängigkeit von Heroin. Sehen wir uns die Fakten an: In Großbritannien sind jedes Jahr weniger als hundert Todesfälle auf den Konsum von Heroin zurückzuführen. **An den Folgen des Rauchens sterben pro Woche über zweitausend Menschen!**

Heroin ist illegal. Rauchen ist nicht nur legal, wir lassen es sogar zu, dass die Tabakindustrie beispielsweise in England jährlich etwa dreihundert Millionen Mark für Werbung und Promotion ausgibt und unser eigener Fiskus ein ganz erhebliches Interesse am Rauchen hat, indem er jedes Jahr etwa zehn Milliarden Pfund an Steuern kassiert.

Ich behaupte nicht, dass die meisten Raucher irgendwann bei härteren Drogen landen. Ich sage lediglich, dass nur ein geringer Prozentsatz von Drogenabhängigen niemals geraucht hat und Ihr Kind mit sehr großer Wahrscheinlichkeit nicht drogenabhängig wird, wenn Sie es vom Rauchen abhalten können. Dieses Buch wird Ihnen zeigen, wie Sie dieses Ziel erreichen können. Reicht es, das Buch Ihrem Kind in die Hand zu drücken? Nein, Sie müssen es auch selbst lesen.

KAPITEL 1

Die Niagarafälle

Ich schlafe schon immer im Adamskostüm. Früher steckte ich mir nach dem Aufwachen als erstes eine Zigarette an. Da stand ich also nackt, nach dem Vorbild Humphrey Bogarts eine Zigarette lässig im Mundwinkel, mit zwölf Kilo Übergewicht, fahler Haut, dickem Bauch, hustend und spuckend und nach Luft ringend im Schlafzimmer. Kein erbaulicher Anblick, und so verwundert es nicht, dass ich es vermied, in den Spiegel zu schauen.

Einer dieser missionarischen Exraucher hatte eine einfache Lösung für mein Problem parat:

> Warum versuchst du nicht das Gleiche wie ich? Egal, ob Sommer oder Winter, springe ich morgens aus dem Bett, und anstatt mir eine Zigarette anzuzünden, reiße ich das Fenster auf und atme zehnmal tief durch. Versuch das mal, dabei vergeht dir ganz bestimmt die Lust auf eine Zigarette.

Ich bedankte mich für den guten Rat und legte halbherzig das Versprechen ab, dass ich es zumindest versuchen würde. Es hatte überhaupt keinen Sinn, diesem Schwachkopf zu erklären, dass schon der erste tiefe Atemzug bei mir einen Hustenanfall auslösen würde.

Nichtraucher hängen der falschen Vorstellung an, starke Raucher würden das Rauchen wirklich genießen, und Gelegenheitsrauchern ginge es mehr um die Wirkung nach außen. Wie bei praktisch allem, was mit dem Rauchen zusammenhängt, handelt es sich auch hier beim Naheliegenden um exakt das Gegenteil des Tatsächlichen. Starke Raucher hassen das Rauchen und haben die Illusion des Genusses längst aufgegeben, nur wollen sie das anderen oder auch sich selbst gegenüber nicht eingestehen.

Ich kann gar nicht mehr abschätzen, in wie vielen Gesprächen mir Raucher in den schönsten Worten schilderten, welch ein Genuss der Geschmack des Tabaks für sie darstelle. Fragt man nach, was das mit Geschmack zu tun habe, denn schließlich würden sie den Tabak ja nicht essen, bekommt man zu hören, der Tabak würde einfach so gut riechen. Schlägt man dann vor, man könne ja am Tabak riechen, ohne die krebserregenden Stoffe einzuatmen, weichen die Raucher auf das Argument aus, es würde Langeweile vertreiben und die Konzentration fördern, deshalb würden sie so gerne in Situationen großer Anspannung oder Entspannung rauchen, wie zum Beispiel nach dem Essen oder in Gesellschaft.

Führt man das Argument an, Langeweile und Konzentration seien etwas völlig Gegensätzliches, so wie angespannte und entspannte Situationen, und bittet um eine Erklärung, wie es denn möglich sei, dass die zweite Zigarette aus einer Packung genau das Gegenteil bewirken könne wie die erste, wird auch das einen Raucher nicht aus der Fassung bringen. Stellt man jedoch die Frage: »Rauchen Ihre Kinder?«, und die Antwort lautet nein, kann kaum ein Raucher ein Lächeln unterdrücken, das den Stolz und die Erleichterung darüber zum Ausdruck bringt, dass seine Kinder bisher nicht in die Falle getappt sind. Hält man seinem Gegenüber dann vor Augen: »Nun haben Sie mir eine ganze Stunde lang von den Freuden des Rauchens vorgeschwärmt, aber warum wollen Sie Ihren Kindern dieses Vergnügen vorenthalten?«, ist er sprachlos. In einem einzigen Satz wurde allen vorangegangenen Argumenten für das Rauchen jegliche Grundlage entzogen, und er ist sich dessen absolut bewusst. Ich habe bisher weder Eltern getroffen, die es gern sehen, dass ihre Kinder rauchen, noch ein Kind, dass davon angetan ist, rauchende Eltern zu haben.

Ich war selbst jahrelang Kettenraucher mit einem Konsum von

sechzig bis hundert Zigaretten täglich. Jeden Tag freute ich mich darauf, nach Feierabend meinen Lungen daheim eine Pause gönnen zu dürfen. Vorausgesetzt, ich hatte keine körperliche oder geistige Arbeit mehr zu erledigen, lag ich auf dem Sofa, sah fern und war zufrieden, dass ich nicht rauchte. Wenn ich jedoch abends noch arbeiten musste, rauchte ich auch. Manchmal kam es vor, dass mir spät nachts die Zigaretten ausgingen. Wenn man sich in einer fremden Stadt nach dem Weg erkundigt und zufällig an einen Alkoholiker gerät, wird er als markante Punkte in seiner Beschreibung den »Goldenen Anker« oder den »Gasthof zur Post« angeben, ich hingegen kannte innerhalb eines Umkreises von fünf Kilometern jede Tankstelle mit Nachtschalter.

An solchen Abenden sehnte ich mich danach, endlich mit meiner Arbeit fertig zu werden, nicht weil mir die Arbeit zu viel war, sondern vor allem, weil mir meine Lunge Leid tat. Hinterher lag ich dann keuchend, mit belegter Zunge und einem Hals, der sich wie Schmirgelpapier anfühlte, im Bett und betete, dass ich am nächsten Morgen mit genügend Willenskraft aufwachen würde, um mit dem Rauchen aufzuhören, oder ich hoffte voller Verzweiflung, dass mein Wunsch zu rauchen auf wundersame Weise einfach verschwunden wäre.

Ich hatte schon wiederholt von Rauchern gehört, die aus unerklärlichen Gründen plötzlich keine Lust mehr auf Zigaretten verspürten. Warum ich um genügend Willenskraft betete, ist mir eigentlich unverständlich, denn ich wusste, dass ich ein sehr willensstarker Mensch war.

Mir ist durchaus bewusst, dass es Jugendlichen und Eltern, die dieses Buch lesen, schwer fallen wird, meine Schilderungen nachzuvollziehen. Selbst starke Raucher, die nicht weit von jenem Stadium entfernt sind, das ich damals erreicht hatte, beruhigen sich selbst mit dem Gedanken: »Kein Wunder, dass Allen Carr aufgehört hat. In einer solchen Situation hätte ich auch mit dem Rauchen Schluss gemacht.«

Die Nikotinfalle lässt sich anschaulich mit einem Bad in einem kühlen, zuerst langsam fließenden Fluss vergleichen. Kaum merkbar nimmt die Strömung zu und vermittelt ein zunächst noch angenehmes Gefühl. Es besteht kein Anlass zur Sorge. Aber plötzlich ist aus der Ferne ein donnerndes Geräusch zu vernehmen. Die Strömung hat beträchtlich zugenommen. Man versucht, ans Ufer zu schwimmen, das Wasser fließt immer schneller, man gerät in Panik und kämpft verzweifelt, nicht unterzugehen. Am Ufer taucht ein Warnschild auf:

ACHTUNG NIAGARAFÄLLE!

Sie halten diesen Vergleich für übertrieben? Warum glauben Sie dann, lässt sich ein Raucher lieber ein Bein amputieren, als dass er mit dem Rauchen aufhört? Warum glauben Sie, sterben jede Woche in Großbritannien zweitausend Menschen? Weil sie irgendwann einmal mit dem Rauchen angefangen haben. Und wie ist es möglich, dass sich jede Woche zweitausend Jugendliche dazu überreden lassen, deren Platz einzunehmen?

Sie müssen das Wie und Warum verstehen. Aber vorher geht es noch um etwas anderes, um das Spiel

ICH BIN DU.

KAPITEL 2

Ich bin du

Heutzutage sind Eltern schockiert und außer sich, wenn sie entdecken, dass ihr Kind raucht. Dabei scheint es keinen Unterschied zu machen, ob die Eltern selbst rauchen. Eltern, die nicht rauchen, sagen: »Ich verstehe es einfach nicht, wir haben dir doch immer ein gutes Beispiel gegeben und dich darüber aufgeklärt, was für schreckliche Krankheiten das Rauchen verursachen kann. Wie konntest du nur so dumm sein?«

Eltern, die selbst rauchen, sind meist noch verständnisloser: »Ich habe dir immer gesagt, was für eine unsinnige, abstoßende und ungesunde Angewohnheit das ist. Wie konntest du nur so dumm sein?« Hier kommt zur Verständnislosigkeit noch das Schuldgefühl hinzu, nicht mit gutem Beispiel vorangegangen zu sein. Exraucher, die sich als Moralapostel gebärden, tragen zu diesem Schuldkomplex bei, indem sie rauchenden Eltern einreden, Kinder würden nur aufgrund des schlechten Beispiels ihrer Eltern in die Falle geraten. Wenn Sie zu diesen mit Schuldgefühlen belasteten Eltern gehören, kann ich Sie beruhigen. Die Gründe, warum Jugendliche in die Abhängigkeit geraten, haben so gut wie nichts damit zu tun, ob ihre Eltern Raucher oder Nichtraucher sind.

Als ich mit den Nichtraucherkursen begann, stellte ich die Frage: »Rauchen Ihre Eltern?« Wenn die Eltern rauchten, antwortete der Gefragte in der Regel: »Ja. Deshalb war es ganz normal, dass ich auch anfing.« Rauchten die Eltern nicht, lautete die Antwort sinngemäß: »Nein. Ich glaube, ich habe nur angefangen, um gegen meine Eltern zu rebellieren.«

Es ist schon befremdlich, wie viele Jugendliche heute das »Rebellieren« als Rechtfertigung anführen, weshalb sie rauchen. In den schlechten alten Zeiten lautete die Rechtfertigung genau anders herum: »Ach, ich rauche nur wegen der Geselligkeit.« Aber kann man sich etwas Ungeselligeres vorstellen, als einem Nichtraucher, der sein Essen genießen will, schmutzigen Qualm ins Gesicht zu blasen? Genauso gut könnten Sie ungeniert die Winde aus Ihrem Darm in seine Richtung lenken, und wenn er sich dann aufregt, als Entschuldigung anführen: »Ich wollte nur gesellig sein!«

Da Rauchen inzwischen als unsozial und ungesellig gilt, rechtfertigen Jugendliche ihre offensichtliche Ignoranz mit einem anderen Argument: »Ich habe etwas von einem Rebellen in mir. Ich möchte mich von den anderen abheben.« Mich erinnert das an die Zeit der Beatles, als wir alle den gleichen Haarschnitt und die gleichen Anzüge trugen, aber den Anspruch erhoben, uns von der Masse abzuheben. Wenn Ihnen ein Jugendlicher sagt, das Rauchen sei für ihn Rebellion, ist er in der Regel von einem Dutzend anderer rauchender Rebellen umgeben. Ich habe den allergrößten Respekt vor Rebellen, doch wogegen rebellieren sie eigentlich? Ich bewundere Menschen, die sich gegen Sklaverei oder andere Ungerechtigkeiten auflehnen, doch wie kann man *für* Sklaverei aufbegehren, zumal für die eigene? Diese rebellierenden Jugendlichen befinden sich in exakt der gleichen Situation wie jene Marionette der Tabakindustrie, die sich FOREST nennt: Freedom Organization for the Right to Enjoy Smoking Tobacco (Organisation zur Wahrung der Freiheit am Genuss des Tabakrauchens).

Das ist die einzige mir bekannte Organisation, die für eine Freiheit eintritt, die sie schon immer besaß. *Forest* (Wald) ist ein ausgezeichneter Name. Wenn es jemals eine Organisation gegeben hat, deren Arbeit sich darauf richtete zu verhindern, dass sie den Wald vor lauter Bäumen nicht sieht, dann ist es diese.

Ich meine, was Jugendliche wirklich brauchen, ist nicht FOREST, sondern eine Vereinigung, die sich für die Befreiung aus der Versklavung durch Nikotin einsetzt.

Nehmen wir an, Eltern raten ihren Kindern, nicht vor einen

Bus oder von einer Klippe zu springen. Wie viele Jugendliche würden diesem Rat zuwiderhandeln, um damit ihre Rebellion unter Beweis zu stellen? Und angenommen, es gebe die berühmte Ausnahme, und sie würde den Sprung wagen und auch noch überleben, würden die Freunde großen Respekt vor dieser Tat haben oder sie vielmehr als kompletten Schwachsinn abtun? Und finden Sie nicht auch, dass es sich um einen unglaublichen Zufall handeln muss, wenn diese jugendlichen Raucher, nachdem sie sich der Falle bewusst geworden sind und beschließen, sich wieder aus der Versklavung durch das Nikotin zu befreien, auf wundersame Weise ihre rebellische Natur verlieren und nach einigen Tagen oder Wochen irgendeine fadenscheinige Ausrede finden, um doch wieder in die Sklaverei zu gehen?

Haben Sie den Film *Ich bin du* gesehen oder das Buch gelesen? Darin geht es um einen Jungen in einem Internat, der sich plötzlich im Körper seines Vaters wiederfindet, und umgekehrt. Hier wird sehr deutlich veranschaulicht, aus welch unterschiedlichen Perspektiven Kinder und Erwachsene die Welt betrachten. Um zu verhindern, dass Ihr Kind drogenabhängig wird, müssen Sie genau das Gleiche tun. Natürlich sollten Sie dabei Ihr ganzes Wissen und Ihre Erfahrungen miteinbeziehen, doch müssen Sie auch in der Lage sein, die Dinge mit den Augen Ihres Kindes zu sehen. Nur dann kann Ihr Kind aus Ihren Erfahrungen lernen.

Betrachten wir einige typische Fälle, in denen Eltern und Kinder sich auf völlig verschiedenen Wellenlängen befinden. Beim ersten Beispiel handelt es sich um einen sechzigjährigen Vater, der bereits einige Bypassoperationen hinter sich hat und gemeinsam mit seinem zwanzigjährigen Sohn unseren Kurs in London besuchte. Man konnte schon von weitem erkennen, dass der Sohn nur auf Drängen seines Vaters mitgekommen war und nicht das geringste Interesse hatte, mit dem Rauchen aufzuhören.

Zu den großen Enttäuschungen meines Lebens gehört, dass ich nie die Kunst des Pfeifens erlernte, wie man es häufig bei Jugendlichen in amerikanischen Filmen sieht. Es muss wirklich ein großartiges Gefühl sein, beide Finger in den Mund zu stecken und damit einen ohrenbetäubend schrillen Ton zu produzieren. Wenn ich die Welt vom Rauchen befreit habe, versuche ich es vielleicht noch damit. Vielleicht sind Sie der Meinung, ein Mann, der dreißig Jahre lang Kettenraucher war, könnte perfekte Ringe in die Luft blasen. Mir ist das nie gelungen. Während also der Rest der Gruppe, der Vater eingeschlossen, aufmerksam meinen Ausführungen lauschte, galt mein Interesse in erster Linie dem Sohn, der die denkbar schönsten Ringe formte, und zwar einen nach dem anderen. Ich muss zugeben, ich war ziemlich beeindruckt.

Leider fiel auch der Blick des Vaters auf den Sohn, der in seine Beschäftigung so vertieft war, dass er ganz offensichtlich kein Wort von dem mitbekam, was ich sagte. Es war irgendwie peinlich. Vor versammelter Gruppe begann der Vater, ihm einen Vortrag zu halten. Ich kann mich an den genauen Wortlaut nicht mehr erinnern, aber der Inhalt war in etwa folgender: »Was fällt dir nur ein, hier Rauchringe in die Luft zu blasen? Du weißt genau, wohin das Rauchen mich gebracht hat. Warum hörst du nicht auf, solange du es noch kannst?«

Zum Glück entgegnete der Sohn nichts. Doch seine Mimik sprach Bände: »Du dummer alter Narr! Du willst mir Vorträge halten? Ich sollte dir Vorträge halten! Wie kann man es nur so weit kommen lassen. Mir würde das nie passieren!«

Im zweiten Beispiel geht es um einen Mann, der mich spätnachts anrief. Er war ziemlich außer sich und in Tränen aufgelöst. Er berichtete: »Mein Arzt sagt, ich werde meine Beine verlieren, wenn ich nicht mit dem Rauchen aufhöre. Ich zahle Ihnen, was Sie wollen, wenn Sie mich eine Woche lang davon abhalten können zu rauchen. Ich weiß, wenn ich eine Woche überlebe, ist alles gut.«

Der Mann war eigentlich davon überzeugt, dass ich ihm nicht helfen könne, dennoch kam er zu einem Kurs und fand das Aufhören ganz einfach. Er schickte mir ein Dankesschreiben und empfahl mich an verschiedene andere Raucher weiter. Ich entlasse die ehemaligen Raucher meist mit folgenden Worten aus einem Kurs: »Denken Sie daran, Sie dürfen nie mehr auch nur eine Zigarette rauchen!« Dieser Mann antwortete darauf: »Keine Sorge, Allen, wenn mir das Aufhören gelingt, werde ich nie mehr eine rauchen.«

Mir war klar, dass er meine Warnung nicht richtig verstanden hatte, deshalb entgegnete ich ihm: »Ich weiß, dass Sie das im Moment denken, aber in sechs Monaten haben Sie das vergessen.«

»Allen, ich werde niemals wieder rauchen.«

Ungefähr ein Jahr später erhielt ich wieder einen Anruf: »Allen, ich habe an Weihnachten nur eine einzige kleine Zigarette geraucht. Und jetzt bin ich wieder bei vierzig am Tag.«

»Erinnern Sie sich noch an Ihren ersten Anruf? Damals ging es Ihnen so schlecht, dass Sie mir jede beliebige Summe gezahlt hätten, wenn ich Sie nur eine Woche lang vom Rauchen abhielte.«

»Ich erinnere mich, bin ich nicht furchtbar dumm gewesen?«

»Erinnern Sie sich noch an Ihren Brief? Wie viel gesünder Sie sich fühlten und wie schön Sie es fanden, frei zu sein?«

»Ich weiß, ich weiß.«

»Erinnern Sie sich auch noch, dass Sie mir versprachen, nie wieder eine Zigarette anzurühren?«

»Ich weiß, ich bin ein Narr.«

Es ist, als würden Sie auf jemanden treffen, der bis zum Hals im Sumpf steckt und im Begriff ist, ganz darin zu versinken. Sie helfen ihm heraus, der Gerettete empfindet äußerste Dankbarkeit Ihnen gegenüber, und sechs Monate später springt er wieder in den gleichen Sumpf.

Als dieser Mann erneut zu mir kam, erzählte er mir noch eine andere Geschichte: »Können Sie sich das vorstellen, ich versprach meinem Sohn, ihm tausend Pfund zu geben, wenn er bis zu seinem einundzwanzigsten Geburtstag nicht rauche. Ich bezahlte pünktlich. Nun ist er zweiundzwanzig und raucht wie ein Schlot. Wie konnte er nur so dumm sein, nachdem er miterlebt hat, was das Rauchen aus mir gemacht hat?«

Ich antwortete: »Sie halten ihn für dumm? Immerhin hat er die Falle einundzwanzig Jahre lang umgangen, und er wusste nicht, welches Elend ihn erwarten würde. Sie hingegen waren schon vierzig Jahre in der Falle gefangen. Sie hatten am eigenen

Leib erfahren, welches Elend es bedeutet, Raucher zu sein, und dennoch hielten Sie es nicht länger als ein Jahr in Freiheit aus.«

An dieser Stelle muss ich etwas weiter ausholen. Es gibt potenzielle Raucher, ehemalige Raucher und sogar Nichtraucher (die niemals in die Falle geraten sind), die unabhängig von ihrem Alter denken: Er hat vielleicht ein Jahr lang nicht geraucht, aber frei war er trotzdem nicht – einmal Raucher, immer Raucher. Es mag jemandem gelingen, nie wieder zu rauchen, aber völlig frei wird er niemals sein!

Ich kann diese Annahme nur zu gut verstehen. Bevor ich meine Methode entdeckt habe, war ich ebenfalls davon überzeugt und glaubte, die große Mehrzahl der Raucher, die mit Hilfe von Willenskraft aufhörten, würden sich nie wieder ganz frei fühlen. Bekräftigt wird diese Einstellung von den Millionen Rauchern, die seit Jahren keine Zigarette mehr angefasst haben und dennoch immer wieder große Lust darauf verspüren, sowie von den Millionen anderer Raucher, die einen Monat oder sogar ein Jahr lang nicht rauchten und dann wieder rückfällig wurden. *Alle* Raucher, auch die jungen, wünschen sich, sie hätten nie angefangen. Viele sind nur nicht bereit, dies zuzugeben.

Die übliche Ausrede, warum wir nach wie vor rauchen, ist die, dass wir es genießen. Aber in Wirklichkeit tun wir das gar nicht. Wir glauben nur, es zu genießen, weil wir in Panik geraten und uns schlecht fühlen, wenn wir nicht rauchen können, und der nächste Nikotinschub nur dazu dient, das Gefühl von Verzicht und Unbehagen loszuwerden.

Es gibt zwei wichtige Gründe, warum wir weiterhin rauchen, aber keiner von beiden hat etwas mit Genuss zu tun. Zum einen glauben wir, eine schreckliche Zeit durchstehen zu müssen, wenn wir aufhören wollen. Die meisten Raucher erleben diese Zeit tatsächlich ein- oder mehrmals im Lauf ihres Raucherlebens und schaffen es sogar, einige Wochen, Monate oder sogar Jahre als Nichtraucher halbwegs glücklich zu sein. Doch sie fühlen sich nie ganz frei, und ein Großteil von ihnen gerät früher oder später wieder in die Falle. Vor allem eines versetzt selbst die mutigsten Raucher bei dem Gedanken ans Aufhören in Angst und Schrecken: die Annahme, dass man selbst nach überstandenem Elend einer Übergangsperiode von unbestimmter Zeit nicht ganz frei sei und ohne Zigarette nie mehr ein Essen richtig genießen oder mit Stress fertig werden könne.

Bevor wir uns wieder den oben genannten Beispielen aus dem Film *Ich bin du* zuwenden, müssen wir mit diesem Mythos aufräumen. Man mag hier anführen, das zweite Beispiel würde diese Vorstellung nur bestätigen, denn warum ist der Vater nach einem Jahr wieder abhängig geworden, wenn er tatsächlich ganz frei war?

Ich versichere Ihnen, er war frei. Aber leider werden nur allzu viele Menschen, egal, nach welcher Methode sie das Rauchen aufhören, wieder rückfällig. Das trifft auch auf meine Methode zu, auch wenn durch sie das Aufhören leichter fällt, ja sogar zum Genuss werden kann. Wie viele andere fragte ich auch diesen Mann: »Ist Ihnen das Aufhören leicht gefallen?«

»Ich hatte überhaupt keine Entzugserscheinungen, ich war auf Wolke sieben!«

»War es schön für Sie, Nichtraucher zu sein?«

»Es war wie die Befreiung aus einem Gefängnis, wie das Erwachen aus einem Albtraum, wie das Entkommen aus einer grauen Welt voller Angst und Depression in eine Welt voller Glück, Sonnenschein und Freiheit.«

»Genießen Sie es, nun wieder Raucher zu sein?«

»Ich hasse es! Warum glauben Sie, bin ich hier?«

Warum ist dieser Mann wieder abhängig geworden? Sie erinnern sich, es handelt sich hier um einen kleinen Exkurs, in dem ich Ihnen beweisen will, dass er *wirklich* frei war. Sein Rückfall liegt darin begründet, dass es sich bei der Nikotinabhängigkeit um eine nicht nur sehr weit verbreitete Gewohnheit, sondern auch um die genialste, subtilste und bösartigste Falle handelt, die sich Mensch und Natur gemeinsam ausgedacht haben. Dieser Mann ließ sich auf die gleiche Weise fangen wie schon beim ersten Mal, und genauso funktionierte es bei seinem Sohn und bei Ihrem Kind – oder könnte es früher oder später funktionieren, wenn wir nicht alle – Sie, ich und die Gesellschaft – unser Möglichstes tun, um die Nikotinabhängigkeit aus der Welt zu schaffen. Dabei handelt es sich nicht um eine ansteckende

Krankheit im eigentlichen Sinn des Wortes, sondern um eine, die in ihren Folgen verheerender ist als alle anderen bisher in der Geschichte der Menschheit je aufgetretenen Krankheiten.

Doch damit werden wir uns später noch eingehend beschäftigen. Im Moment geht es darum, die Kluft zwischen den Generationen zu schließen. Rufen wir uns die beiden oben genannten Beispiele noch einmal in Erinnerung: Da war zum einen ein Sohn, der Rauchringe in die Luft blies, während sein Vater, der seine Gesundheit durch Zigaretten ruiniert hatte, neben ihm saß. Zum anderen ein Sohn, der einundzwanzig Jahre lang nicht geraucht hat, und sein Vater, der gerade ein Jahr Abstinenz geschafft hatte. Allen vier gemeinsam war, dass sie tief in der Falle saßen.

Beide Beispiele stehen für eine Situation, in der Eltern und Kinder zwar die gleiche Sprache sprechen, aber keine Kommunikation zwischen ihnen stattfindet.

Die Kluft zwischen den Generationen ist nicht einfach zu überwinden, doch mit einem gewissen Maß an Fantasie, Sensibilität und Psychologie ist es durchaus möglich. Als Eltern haben wir den Wunsch, unsere Kinder zu beschützen. Es ist nur natürlich, wenn wir sie davon abhalten wollen, die gleichen Fehler zu machen wie wir. Aber anstatt sie zu beschützen, wäre es manchmal besser, sie aufzuklären. Unterhaltungen können nur allzu schnell in Vorträge oder sogar Maßregelungen ausufern, mit dem Resultat, dass keine Kommunikation mehr möglich ist.

Falls Sie selbst Raucher oder ehemaliger Raucher sind, ist es weitaus besser, wenn Sie Ihrem Kind erklären, wie Sie sich in die Falle locken ließen, anstatt Ihrem Kind die üblen Seiten des Rauchens aufzuzählen. Falls Sie selbst nie geraucht haben, schaffen Sie den Rahmen für eine Unterhaltung zwischen Ihrem Kind und einem Raucher oder ehemaligen Raucher, den es respektiert. Das sollte eine Person sein, die ebenfalls auf Predigten verzichtet und auf ehrliche und einfache Weise schildert, wie sie sich verführen ließ und wie sehr sie sich wünscht, sich niemals diese erste Zigarette angezündet zu haben.

Kommunikation kann dann stattfinden, wenn Sie den Standpunkt Ihres Kindes verstehen und es als gleichberechtigten Partner akzeptieren. Es hat jedoch keinen Sinn, eine Unterhaltung zu beginnen, wenn Sie die falschen Worte wählen. Kommunikation ist ein wichtiger Punkt. Ein zweiter entscheidender Faktor lautet:

GLEICHGÜLTIGKEIT VERMEIDEN.

KAPITEL 3

Gleichgültigkeit vermeiden

Der subtile Mechanismus der Niktotinfalle wird nur allzu leicht unterschätzt. Heute lernen Kinder in der Schule, ihren rauchenden Eltern Vorträge über die Gefahren des Rauchens zu halten. Das ist eine andere Form von *Ich bin du*. Als ich ein Kind war, mussten wir uns Vorträge von den Eltern anhören.

Ich erinnere mich noch gut an die amüsante Geschichte einer jungen Hausfrau, die in einen unserer Kurse kam. Jeden Abend schloss ihre fünfjährige Tochter das Abendgebet mit den Worten: »Bitte hilf meiner Mama, mit dem Rauchen aufzuhören, damit sie nicht sterben muss.« Aus verständlichen Gründen unternahm die junge Frau auch einen beherzten Versuch, das Rauchen einzustellen, scheiterte jedoch. Immerhin hatte sie es aber so weit geschafft, während des Tages nicht mehr zu rauchen. Am Abend, wenn die Tochter eingeschlafen war, rauchte sie eine oder zwei Zigaretten.

An einem Abend – sie hatte einen besonders schlimmen Tag hinter sich – freute sie sich schon die ganze Zeit auf diese Zigarette. Aber gerade an diesem Abend wollte ihre Tochter nicht einschlafen. Die Frau erzählte: »Sobald ihr endlich die Augen zugefallen waren, lief ich in die Küche und steckte mir eine Zigarette an. In diesem Moment hörte ich eine leise Stimme hinter mir: ›Mami, du rauchst doch nicht, oder?‹« Können Sie sich vorstellen, wie die Frau sich fühlte, von ihrer fünfjährigen Tochter auf frischer Tat ertappt worden zu sein?

Mit diesem Beispiel will ich darauf hinweisen, dass alle Jugendlichen das Rauchen hassen, ehe sie selbst in die Falle geraten. Es gibt nicht ein Kind auf diesem Planeten, das sich bei dem Gedanken, dass seine Eltern rauchen, wohl fühlt. Und es gibt keine Eltern auf dieser Erde, die sich bei dem Gedanken, dass ihre Kinder rauchen, wohl fühlen.

Betrachtet man die nackten Fakten über das Rauchen, ist das auch kein Wunder. Und genau das wollen wir nun tun. Jeder fängt zunächst deshalb an, weil die anderen auch rauchen. Aber jeder dieser Raucher wünscht sich, er hätte nie angefangen und warnt uns davor, nur nicht so dumm zu sein. Doch schließlich probieren wir eine Zigarette. Sie schmeckt scheußlich. Unser Leben lang haben Raucher uns erzählt, sie würden rauchen, weil sie die Zigarette genießen. Also lassen wir uns von dem Gedanken irreführen, so lange nicht abhängig zu sein, so lange wir es nicht genießen. Wir arbeiten also zuerst hart daran, abhängig zu werden, um dann den Rest unseres Lebens den Kopf in den Sand zu stecken und uns der Tatsache, dass wir rauchen, nicht bewusst zu werden, oder in seltenen Fällen einen Befreiungsversuch zu unternehmen und unsere Kinder zu warnen, nicht genauso dumm zu sein wie wir. Ein Raucher, der am Tag durchschnittlich zwanzig Zigaretten konsumiert, gibt dafür im Lauf seines Lebens etwa hunderttausend Mark aus. Selbst Raucher, die sich diese Sucht eigentlich nicht leisten können, behaupten: »Das Geld ist mir egal.« Warum ist uns das Geld egal? Warum laufen wir einerseits von einem Geschäft zum nächsten, um ein paar Mark an wichtigen Dingen des täglichen Lebens zu sparen, und wollen andererseits nicht wahrhaben, wie viel Geld wir für Zigaretten verschwenden?

Und wofür geben wir dieses Geld aus? Wir riskieren schreckliche Krankheiten. Gut, wir trösten uns mit dem Gedanken, dass wir verschont bleiben könnten oder dass es uns schon gelingen würde, rechtzeitig aufzuhören. Aber selbst wenn wir glimpflich davonkommen, verurteilen wir uns selbst lebenslänglich zu schlechtem Atem, belegten Zähnen, Missbehagen und Lethargie. Warum das alles? Die meisten unserer Zigaretten rauchen wir mehr oder weniger unbewusst. Warum nehmen wir das Ausmaß unserer Versklavung nicht wahr? Wir sind uns im Wesentlichen nur dann des Rauchens bewusst, wenn wir husten und keuchen und uns wünschen, niemals angefangen zu haben, oder wenn wir einem Nichtraucher ins Gesicht qualmen und uns dabei dumm und unsozial fühlen. Darüber hinaus nehmen wir unser Dasein als Raucher nur zur Kenntnis, wenn die Zigaretten zur Neige gehen und sich ein Panikgefühl einstellt oder wir uns in einem Umfeld bewegen, in dem Rauchen nicht erlaubt ist und wir uns deshalb unbehaglich fühlen.

Was ist das für ein Hobby oder Vergnügen, das Sie, wenn es Ihnen erlaubt ist, nicht bewusst wahrnehmen, oder dem Sie, wenn Sie es bewusst wahrnehmen, lieber nicht nachkämen, und das Ihnen nur als wichtig erscheint, wenn es Ihnen nicht erlaubt ist?

Sie werden Ihr Leben lang von anderen bemitleidet oder verachtet. Das Schlimmste am Raucherdasein ist jedoch, dass im Grunde intelligente, gesunde, attraktive Menschen sich selbst verachten, und zwar immer dann, wenn es um die Finanzen oder das Krebsrisiko geht, wenn ihnen die Familienmitglieder gequälte Blicke zuwerfen, wenn sie gerade nicht rauchen dürfen oder der einzige Raucher in einer Gruppe von Nichtrauchern sind.

Es ist durchaus ratsam, die letzten vier und die nächsten zwei Absätze immer wieder zu lesen, um sie bei nächster Gelegenheit, wenn ein Raucher – egal, ob jung oder alt, ob Gelegenheits- oder starker Kettenraucher – Ihnen weismachen will, er würde aus freien Stücken rauchen, herunterzurasseln.

Selbstverständlich werden diese Raucher dann versuchen, die negativen Aspekte durch positive zu ersetzen: wie sehr das Rauchen gegen Stress und Langeweile helfe, wie es Konzentration und Entspannung fördere. Aber das entspricht in Wirklichkeit nicht den Tatsachen, es ist vielmehr sogar eine der Hauptursachen von Stress und Langeweile und verhindert Entspannung und Konzentration.

Wenn Sie Raucher sind, werden Sie die Richtigkeit des letzten Absatzes vielleicht in Frage stellen. Wie diese falsche Vorstellung zustande kommt, werde ich später genauer erklären. Nicht in Frage stellen können Sie jedoch die Tatsache, dass Sie, bevor Sie von Nikotin abhängig wurden, weder das Bedürfnis noch den Wunsch nach einer Zigarette verspürt haben, wenn Sie sich entspannen oder konzentrieren oder bei Stress und Langeweile Abhilfe schaffen wollten. Es wäre völlig absurd zu behaupten, jemand würde sich bewusst für das Rauchen entscheiden oder der Lebensstil eines Rauchers sei angenehm.

Aber nur weil unsere Kinder den Geruch von Tabak hassten, weil sie wissen, zu welch schrecklichen Krankheiten das Rauchen führen kann, weil sie uns auf die schlimmen Folgen hingewiesen haben, weil die Nachteile des Raucherdaseins so offensichtlich sind und so deutlich im Vordergrund stehen,

WERDEN WIR GLEICHGÜLTIG!

Und diese Gleichgültigkeit ist der wichtigste Verbündete der Nikotinfalle. Machen Sie die Augen auf: Schauen Sie auf die Tatsachen!

Tatsache ist, dass jedes Jahr allein in Großbritannien hunderttausend Jugendliche abhängig werden. Warum gehen Sie von der Annahme aus, Ihr Kind sei dagegen immun? Weil es Ihnen schon Vorträge über die schlimmen Folgen des Rauchens gehalten hat? Weil es den Geruch verabscheut? Weil Sie ihm die Gefahren des Rauchens dargelegt haben? Machen Sie sich nichts vor, das alles trifft auf jeden beliebigen Jugendlichen zu, und doch gehen Woche für Woche zweitausend von ihnen in die Falle.

Vielleicht sind Sie gleichgültig, weil Ihr Kind bisher nicht hineingetappt ist. In diesem Fall geht es Ihnen wie jenem Mann, der während des Sturzes von einem hundert Stockwerk hohen Wolkenkratzer beim Passieren des zehnten Stocks noch schnell die Worte ausstößt: »So weit, so gut!«

Es gibt buchstäblich Tausende von Jugendlichen und jungen Erwachsenen, deren Eltern nicht die leiseste Ahnung von der Abhängigkeit ihres Kindes haben. Dem Einfallsreichtum und der Raffinesse eines Süchtigen sind keine Grenzen gesetzt.

Die offiziellen Zahlen über das Rauchen im Teenageralter sind beängstigend, insbesondere was junge Mädchen betrifft: Unter den Fünfzehnjährigen ist jede dritte Raucherin. Für Sie ist das möglicherweise noch kein Grund zur Sorge, denn Sie vertrauen darauf, dass Ihr Kind zu den anderen zwei Dritteln gehört, die abstinent sind.

Jedes dritte fünfzehnjährige Mädchen – diese Zahl ist schockierend genug, aber ich habe in der Zwischenzeit gelernt, den Statistiken über das Rauchen zu misstrauen, auch wenn ihre Auftraggeber noch so ehrliche und lobenswerte Absichten verfolgen.

Man muss sich immer vor Augen halten, dass alle Drogenabhängigen lügen, wenn es um ihre Abhängigkeit geht. Man kann eine Person zwar als Raucher überführen, nicht aber den Beweis erbringen, dass jemand Nichtraucher ist. Während all der Jahre, in denen ich schon meinen Feldzug gegen das Rauchen führe, berichtete man mir ab und an auch von Gerüchten, Allen Carr habe wieder zu rauchen begonnen. Es ist mir bisher nie gelungen, die Urheber solcher Gerüchte ausfindig zu machen, und das frustriert mich ganz gewaltig.

Vor einigen Jahren wurde ich eingeladen, an einer renommierten Mädchenschule einen Vortrag vor einer Gruppe von Teenagern zu halten. Ich tat es mit der Erwartung, ich könne jene, die bereits abhängig waren, zum Aufhören bringen, und jene, die es noch nicht waren, vor der Falle bewahren.

Damals war ich gegenüber oben genannter Statistik schon skeptisch, derzufolge jedes dritte Mädchen Raucherin war. Mein Haus in Raynes Park lag genau zwischen einer großen Wohnsiedlung und einer Mädchenschule. Ich hatte den Eindruck, dass jedes dieser Mädchen auf dem Weg zur Schule und zurück rauchte, was das Zeug hielt.

Bei meinem Vortrag an besagter Schule wollte ich den Mädchen das Gefühl geben, dass sie frei heraus über alles sprechen könnten. Deshalb bestand ich darauf, dass kein Lehrer anwesend war. Aufgrund des Unterschieds zwischen den Generationen rechnete ich durchaus damit, dass diese Mädchen mich als einen komischen alten Kauz betrachten könnten, den man ihnen schickte, um sie mit den Gefahren des Rauchens zu langweilen. Mein bis dahin angesammeltes Wissen über Mädchenschulen stammte aus Filmen und Fernsehserien. Ich bin kein besonders mutiger Mensch und muss gestehen, dass es mich große Überwindung kostete, mich vor mehr als hundertfünfzig fünfzehnjährige Mädchen zu stellen.

Ich habe den allergrößten Respekt vor diesen Mädchen. Es hätte keiner großen Anstrengung bedurft, mich da vorn zu vernichten, zumal ich es schon im Vorfeld für unmöglich hielt, Jugendlichen den Weg aus dem Tunnel zu weisen. Doch es war die unglaublich ehrliche und reife Einstellung dieser Mädchen, die mich schließlich veranlasste, dieses Buch zu schreiben, und mir Anlass zu Hoffnung gab, wir können unseren Kindern doch helfen, nicht in die schreckliche Falle der Drogenabhängigkeit zu geraten. Denn solange es uns nicht gelingt, Jugendliche vor der Falle zu bewahren, werden wir die Falle an sich nicht beseitigen können.

Anstatt zu fragen, wie viele der Mädchen rauchten, versuchte ich es genau anders herum. Ich begann: »Ich habe mir sagen lassen, es gebe Menschen, die ein Leben lang keine einzige Zigarette rauchten. Es fällt mir schwer, das zu glauben. Ich bin sicher, dass jeder einmal im Leben eine Zigarette versucht hat, und wenn es nur aus reiner Neugier war. Wenn eine von euch noch nie eine Zigarette geraucht hat, würde ich sie bitten, die Hand zu heben.«

Ungefähr zehn Mädchen hoben die Hand. Das entsprach meinen Erwartungen. Dann bat ich diese Mädchen, die Hand wieder herunterzunehmen, und die anderen, ihre zu heben.

Meine nächste Frage lautete: »Wer nur eine einzige Zigarette probiert und danach niemals wieder geraucht hat, nehme bitte die Hand herunter.« Ich erwartete nun, dass sich ungefähr die Hälfte der Hände senken würde. Tatsächlich aber nahmen von den etwa hundertvierzig Mädchen, die ihre Hand oben hielten, nur etwa zehn die ihre herunter, die meisten von ihnen erst nach einer gewissen Zeit.

Ich muss zugeben, ich war in gewisser Weise schockiert. Zwar hatte ich die offiziellen Statistiken, die von jedem dritten Mädchen sprachen, bereits mit Skepsis betrachtet, doch was ich da sah, konnte ich nur schwer akzeptieren.

Ich bat die Mädchen, ihre Hände herunterzunehmen. Als Nächstes fragte ich: »Wenn ihr glaubt, nikotinabhängig zu sein, hebt bitte die Hand.« Das war ein Fehler. Ich hätte anders fragen sollen: »Wenn ihr raucht und glaubt, nicht nikotinabhängig zu sein, hebt die Hand.« Ich kann nicht sagen, zu welchem Ergebnis das geführt hätte. Aber was meine tatsächlich gestellte Frage betrifft, hätte ich nicht erwartet, dass auch nur ein Mädchen die Hand heben würde.

Aber etwa zehn Mädchen hoben die Hand, darunter eine Zwölfjährige. Ihre Ehrlichkeit brachte ihnen Gekicher von den anderen ein. Ich sagte daraufhin: »Ihr lacht sie aus, aber in Wirklichkeit sollten sie euch auslachen, denn immerhin waren sie gescheit genug, ihre Abhängigkeit zu erkennen.« Die Wahrheit lautet, dass genau diese zehn Mädchen weniger abhängig waren als die anderen. Hat man erst einmal realisiert, dass man in der Falle sitzt, regt sich auch der Wunsch, daraus zu entkommen, und somit hat man auch eine gewisse Chance, es zu schaffen. Bemerkt man aber nicht, dass man in einer Falle sitzt, hat man auch nicht den Wunsch, sich zu befreien, und damit auch keine Chance auf Erfolg.

Dieses Kapitel soll Sie daran hindern, die Möglichkeit, Ihr Kind könne abhängig werden, mit Gleichgültigkeit zu betrachten. Selbst jene zehn Mädchen, die der Versuchung der ersten Probierzigarette widerstanden hatten, waren nicht sicher, und schon gar nicht jene wenigen, die nur einmal eine Zigarette versucht hatten. Niemand konnte garantieren, dass sie nicht irgendwann später abhängig würden. Die Gefahr endet nicht mit dem Erwachsenwerden, sie ist das ganze Leben lang präsent. Ein neuer Partner, ein anderer Freundeskreis, ein neuer Arbeitsplatz – es gibt eine Vielzahl von Einflüssen, die einen Jugendlichen oder Erwachsenen dazu verleiten, eine Zigarette zu probieren.

In unseren Kursen haben wir immer Teilnehmer, die erst mit dreißig, vierzig oder fünfzig Jahren Raucher wurden. Es gibt kein Alter, in dem ein junger oder erwachsener Mensch sich vor der Nikotinfalle sicher fühlen kann. Es sei denn, er versteht ganz und gar, wie die Falle funktioniert. Wichtigstes Ziel meines Buches ist es somit auch, Sie zu diesem Verständnis zu bringen und sicherzustellen, dass auch Ihr Kind versteht, wie die Falle funktioniert. Betrachten wir als Nächstes

DIE RAFFINIERTE FUNKTIONSWEISE
DER NIKOTINFALLE.

KAPITEL 4

Die raffinierte Funktionsweise der Nikotinfalle

Als Erstes muss man den Zweck einer Falle verstehen. Es geht einfach nur darum, Beute zu machen. Die Nikotinfalle verfolgt zusätzlich noch das Ziel, Sie ein Leben lang gefangen zu halten. Und es gehört zu den genialen Feinheiten dieser Falle, dass sie Sie glauben macht, alles unter Kontrolle zu haben. Sie sind davon überzeugt, aus freien Stücken zu rauchen, weil es Ihnen echtes Vergnügen bereitet oder Hilfe bietet.

Sie sind sich der Risiken bewusst. Gruppenzwang und Zigarettenwerbung mögen auf Sie einwirken, um Sie zum Rauchen zu verleiten, aber niemand kann Sie dazu zwingen. Schließlich sind Sie ein denkender Mensch und auch nicht davon überzeugt, dass die verbesserte Version Ihres Lieblingswaschmittels weißer als weiß wäscht.

Um die Nikotinfalle zu verstehen, muss man sich als Erstes deutlich vor Augen führen, dass kein Raucher sich bewusst für das Rauchen entschieden hat. Zwar haben wir uns für die erste Probierzigarette entschieden, doch wie ich bereits im vorhergehenden Kapitel darlegte, würde der größte Idiot auf Erden sich nicht freiwillig dafür entscheiden, nikotinabhängig zu werden. Sie haben sich entschieden, dieses Buch zu lesen. Aber Sie haben sich nicht entschieden, den Rest Ihres Lebens damit zu verbringen, dieses Buch zu lesen.

Zum Glück können sich die meisten Raucher daran erinnern, wie schal die erste Zigarette geschmeckt hat und wie hart sie daran arbeiten mussten, das Inhalieren zu lernen. Die Zigaretten schmeckten deshalb so schlecht, weil Tabak jede Menge giftiger Substanzen enthält.

Jeder Mensch weiß aufgrund des unangenehmen Geschmacks der ersten Zigaretten instinktiv, dass etwas Schädliches mit dem Einatmen des Rauchs in die Lunge verbunden sein muss. Warum rauchen wir dann die zweite Zigarette? Wegen des Gruppenzwangs? Oft wird das als Ausrede benutzt, doch wenn meine Freunde sich mit Heroin vollpumpen würden, hätte ich mit großer Wahrscheinlichkeit nicht den Wunsch, es ihnen gleichzutun.

Zünden wir uns die zweite Zigarette an, weil wir wissen, dass man sich an den Geschmack gewöhnen muss, um das Rauchen schon noch genießen zu lernen? Das ergibt ebenfalls keinen Sinn, es würde nämlich bedeuten, dass wir von Anfang an planten, abhängig zu werden. Kein Mensch entscheidet sich dafür, von einer Droge abhängig zu werden, sei es Nikotin, Alkohol, Heroin oder was auch immer.

In gewisser Weise sind Raucher schon von der ersten Zigarette an abhängig. Natürlich wissen sie es zu diesem Zeitpunkt noch nicht; ebenso wenig wie ein Fisch, der an einer Angel angebissen hat, oder eine Fliege, die von einer Fleisch fressenden Pflanze angelockt wurde und gerade beginnt, am Nektar zu naschen, sich ihrer Situation bewusst sind. Egal, ob Raucher, Fisch oder Fliege, man bemerkt erst, dass man gefangen ist, wenn man zu entkommen versucht. Im Fall des Fisches dauert das nicht sehr lange. Die Fliege braucht schon etwas mehr Zeit dazu. Der Raucher bemerkt es in der Regel erst nach Jahren, mancher ist sogar bis zu seinem Tod der Meinung, er würde nur rauchen, weil er sich selbst dafür entschieden hat.

Das wirklich Erstaunliche an der Nikotinfalle ist jedoch, dass die Zigaretten übel riechen und schmecken. Wenn der Mechanismus dem der Fleisch fressenden Pflanze entspräche, die ersten Zigaretten also geradezu überwältigend schmeckten, würden Alarmsignale angehen. Wir sind intelligente Wesen und würden sofort erkennen, warum schon einmal achtzig Prozent der erwachsenen Bevölkerung von Nikotin abhängig waren, und die

Warnungen beachten. Doch die erste Zigarette schmeckt nicht wie Nektar, nein, sie schmeckt ziemlich schlecht.

Wir gehen nicht in Verteidigungsposition. Jede latente Angst vor einer möglichen Abhängigkeit ist beseitigt. Wir werden auf keinen Fall auf diese schmuddeligen Dinger angewiesen sein.

Jugendliche glauben, nicht abhängig zu werden, solange sie Geschmack und Geruch von Tabak nicht wirklich genießen. Die verschwindende Minderheit, die aus Angst, intelligenterweise oder instinktiv niemals jene erste Zigarette versucht, weigert sich, dem ausgelegten Köder auf den Leim zu gehen. Die große Mehrheit jedoch, die, aus welchen Gründen auch immer, früher oder später zur ersten Zigarette greift, hat sich vom Köder anlocken lassen. Ob jemand abhängig wird oder nicht, hat wenig mit Intelligenz zu tun. Einige Jugendliche finden die erste Zigarette so abstoßend, dass sie nicht bereit sind, den beachtlichen Lernprozess zu durchlaufen, der erforderlich ist, um zu inhalieren, ohne damit einen Hustenanfall oder Übelkeit zu provozieren, um sich wie ein echter Kerl oder ein Erwachsener zu fühlen oder sich an den Geschmack zu *gewöhnen*.

In Wirklichkeit gewöhnt man sich aber nie an den Geschmack. Egal, ob Zigarette, Pfeife oder Zigarre, egal, welche Tabakmarke, jeder Raucher trainiert nur Körper und Geist, um gegen die Gifte seiner speziellen Tabakmarke immun zu werden. Man könnte es mit der Arbeit in einer Schweinezucht vergleichen – nach einer gewissen Zeit wird man auch gegen den Geruch der Schweine unempfindlich.

Wenn ein Jugendlicher nach der zweiten Zigarette greift, ist er oder sie bereits abhängig. Die geniale Falle hat ein weiteres Opfer gefunden.

Werfen wir nun einen genaueren Blick auf

DEN MECHANISMUS DER NIKOTINFALLE.

KAPITEL 5

Der Mechanismus der Nikotinfalle

Bevor wir zu rauchen beginnen, *brauchen* wir keine Zigaretten. Wir können gut mit Stress umgehen und fühlen uns in Gesellschaft wohl. Bei Kokain entspricht einmal Schnupfen einem »Schuss« der Droge. Wenn Sie jedoch Nikotin rauchen, ist jeder Zug ein Schuss. Mit dem ersten Zug führen Sie Ihrem Körper Nikotin zu. An dieser Stelle muss ich den Irrglauben zerstören, man könne nicht abhängig werden, wenn man nicht inhaliert. Die meiste Zeit unseres Lebens atmen wir zwar nicht bewusst Luft in unsere Lunge ein, aber offensichtlich tun wir dies dennoch die ganze Zeit. Der erste Zug an einer Zigarette schmeckt scheußlich. Dann beginnt das Nikotin sofort wieder, den Körper zu verlassen. Dadurch entsteht ein Gefühl von Leere und Unsicherheit, das dem Gefühl von ganz normalem Stress oder Hunger entspricht. Der zweite Zug schmeckt wieder scheußlich, aber er führt dem Körper erneut Nikotin zu, woraufhin das Gefühl von Leere und Unsicherheit einem Gefühl von Selbstvertrauen, Entspannung, Sicherheit und Zufriedenheit weicht.

Natürlich sind sowohl das Gefühl der Unsicherheit als auch dessen Abschwächung zu diesem Zeitpunkt kaum wahrnehmbar, und der Jugendliche ist sich dessen nicht bewusst. Mit ziemlicher Sicherheit fühlt er sich aber weniger nervös oder gewinnt an Selbstvertrauen, wenn er zum zweiten Mal zieht. Er nimmt das nicht bewusst wahr, aber sein Gehirn speichert die Erfahrung. Damit entsteht die Illusion, es handle sich um eine echte

Hochstimmung. Diese Hochstimmung ist in Wirklichkeit aber nichts weiter als ein partielles Beseitigen jenes Gefühls der Unsicherheit, das durch den ersten Zug entstanden ist.

Mit dem Rauchen sind viele betrübliche Aspekte verbunden, am betrüblichsten ist aber wohl der Umstand, dass das vorübergehende Vergnügen oder die momentane Hilfe, die ein Raucher erfährt, wenn er sich eine Zigarette ansteckt, darin besteht, zu jenem Maß an Selbstvertrauen und Entspannung zurückzufinden, das vor der ersten Zigarette bestanden hatte; anders ausgedrückt: sich wie ein Nichtraucher zu fühlen.

Raucher gehen von der Annahme aus, der Versuch, mit dem Rauchen aufzuhören, werde von körperlichen Entzugserscheinungen begleitet. Tatsache aber ist, dass ein Raucher sein ganzes Raucherdasein lang unter diesen Entzugserscheinungen leidet. Und nur aus diesem Grund steckt sich ein Raucher, egal, ob alter oder junger, Gelegenheits- oder starker Raucher, die nächste Zigarette an.

Unabhängig davon, ob Sie nun selbst Raucher, Nichtraucher oder ehemaliger Raucher sind, erscheint Ihnen vielleicht diese Erklärung etwas zu einfach, und Sie wollen sie nicht ohne weiteres akzeptieren. Wenn es tatsächlich so einfach wäre, würden die Raucher doch sofort realisieren, dass die Hilfe oder das Vergnügen reine Illusion ist, etwa so, als würde man absichtlich zu enge Schuhe tragen, um hinterher beim Ausziehen das Gefühl der Erleichterung umso mehr genießen zu können.

Aber glauben Sie mir, es ist wirklich so einfach, wie ich es eben geschildert habe. Die simplen Fakten wurden nur so konfus und verzerrt dargestellt, um die Nikotinfalle unglaublich kompliziert erscheinen zu lassen. Ich nehme für mich in Anspruch, als Erster die wahre Natur der Raucherfalle erkannt zu haben. Allerdings muss ich gleich hinzufügen, dass diese Entdeckung nicht etwa auf meiner persönlichen Genialität beruht, sondern sich aus den besonderen Umständen meines Lebens ergeben hat.

Aber warum sehen es die anderen Raucher nicht ebenso klar, wenn es wirklich so einfach ist, wie ich behaupte? Dafür gibt es eine Reihe von Gründen, die wir nun unter die Lupe nehmen:

1. Von frühester Kindheit an wird unser Gehirn täglich mit Informationen bombardiert, die uns vermitteln wollen, Rauchen helfe gegen Langeweile und Stress, fördere die Konzentration und trage zur Entspannung bei. Beim zweiten Zug an einer Zigarette machen wir diese Erfahrung am eigenen Leib. Warum sollten wir solche Informationen dann in Frage stellen?
2. Wenn wir uns die erste Zigarette anzünden, spüren wir bereits Nervosität. Das kommt einfach daher, dass wir zum ersten Mal rauchen und deshalb nervös sind. Kindheit und Jugend sind ohnehin Lebensphasen, die von relativ großer Unruhe geprägt sind. Das zusätzliche Maß an Nervosität, das entsteht, wenn das Nikotin den Körper wieder verlässt, ist so gering, dass es praktisch unmöglich von anderen Ursachen, die Nervosität hervorrufen, zu unterscheiden ist. Es ist so subtil, dass wir es nur als jenes Bedürfnis wahrnehmen, etwas mit unseren Händen tun zu müssen, oder als den Wunsch »Ich möchte eine Zigarette«.
3. Es funktioniert genau andersherum. Wenn Sie nicht rauchen, entsteht das Gefühl der Leere. Also schieben Sie diesen Effekt nicht auf die vorher gerauchte Zigarette. Wenn Sie sich eine Zigarette anstecken, weicht das Gefühl der Leere sofort dem der Entspannung. Das ist ein subtil arbeitender Mechanismus. Sie können Menschen vielleicht zu bestimmten Zeiten an der Nase herumführen und manche sogar ständig, aber nie alle die ganze Zeit. Ich behaupte, dass der Nikotinfalle genau das über Generationen hinweg gelungen ist. Doch zum Glück sind ihre Tage nun gezählt.

Nun mag Ihnen diese Theorie noch immer nicht einleuchten. Können Sie sich vorstellen, was in einem Heroinsüchtigen vorgehen muss, um so tief zu sinken, dass er sich Nadeln in die Venen sticht? Ich war immer der Ansicht gewesen, das sei wegen der unglaublichen »Highs«, die dadurch ausgelöst würden. Aber es gibt im Leben ganz andere Höhenflüge. Erinnern Sie sich noch, wie aufgeregt Sie als Kind an Weihnachten oder am Geburtstag waren? War es Ihnen schon vergönnt, diese Freude und Aufregung mit Ihren Kindern oder Enkeln wieder erleben zu dürfen? Ging dieser Freude eine Periode tiefster Depression voraus? Ganz im Gegenteil, die Vorfreude auf ein Ereignis ist häufig schöner als das Ereignis selbst. Folgte auf das Erlebnis Niedergeschlagenheit? Natürlich nicht, eine echte Hochstimmung ist ein Vergnügen an sich und steht nicht mit irgendeiner Form von Depression in Zusammenhang.

Gilt das auch für Drogenabhängigkeit? Stellen Sie sich das Elend eines Heroinsüchtigen vor, der kein Heroin zur Verfügung hat, und die Erleichterung, wenn er es endlich in Händen hält und sich eine Injektion verpassen kann. Glauben Sie wirklich, das sei ein Hochgefühl?

Gerät jemand, der nicht heroinsüchtig ist, in Panik, wenn er nicht an Heroin herankommt? Nein, schon der Gedanke, sich eine Nadel in die Vene stechen zu müssen und von dieser abscheulichen Droge abhängig zu sein, ist ihm zutiefst verhasst. Heroin verschafft dem Abhängigen keine Höhenflüge, sondern führt nur zu Tiefs. Gerät ein Nichtraucher in Panik, weil er nicht rauchen darf? Natürlich nicht. Ihm ist es ein Rätsel, wie jemand bereit sein kann, ein Vermögen auszugeben und das Risiko schlimmer Krankheiten auf sich zu nehmen, nur um sich diese schmuddeligen Glimmstängel in den Mund zu stecken. Und so dachte auch jeder Nikotinabhängige, bevor er in die Falle tappte.

Raucher glauben, das Rauchen biete ihnen echte Hilfe oder Genuss, und zwar nur um des Rauchens willen, und betrachten die Gesundheitsrisiken, die Lethargie, das Geld, das Keuchen und Husten, den Schmutz und die Versklavung lediglich als gefährliche Nebenerscheinungen, die ein Raucher eben auf sich nehmen muss.

Denken Sie einfach nur darüber nach. Wäre es ein Vergnügen für Sie, mit einer brennenden Zigarette im Ohr herumzulaufen? Sicher nicht. Warum aber sollte es für einen Raucher ein Vergnügen sein, die schmuddeligen Dinger in den Mund zu stecken? Weil er den Geschmack genießt? Wie kann man hier von Geschmack sprechen? Wir essen die Zigaretten ja nicht. Fragen Sie einen Raucher doch einmal Folgendes: »Angenommen, du bekommst deine Marke nicht, sondern nur eine, die du abscheulich findest, würdest du in diesem Fall aufhören zu rauchen?« Undenkbar, ein Raucher raucht eher einen alten Strick als gar nichts.

Manch ein Raucher wird Sie vielleicht auch davon überzeugen wollen, es sei der wunderbare Geruch, der ihn zum Rauchen verleite. Die meisten von uns sind sich wohl darüber einig, dass der Duft einer Rose bei weitem angenehmer ist als der von Tabak, aber haben Sie schon erlebt, dass jemand versuchte, Rosenblätter zu rauchen? Sie müssen den Tabak nicht rauchen, um daran riechen zu können.

Wieder andere behaupten, sie rauchten nur, um ihre Hände zu beschäftigen. Schlagen sie diesen Menschen doch vor, es wäre weit weniger riskant und obendrein billiger, mit einer Büroklammer zu spielen, und Sie werden sich Blicke einhandeln, die Ihnen sagen, Sie seien der Dumme.

Eine weitere Gruppe von Rauchern wird Ihnen sagen, das Rauchen würde helfen, Langeweile zu vertreiben. Fragen Sie diese doch einmal, was sie so anregend daran finden, sich eine Zigarette in den Mund zu stecken und sie anzuzünden. Sie werden nur selten eine Antwort erhalten.

Oft hört man auch, Rauchen fördere die Konzentration. Erkundigt man sich im Detail, wie das funktioniert, bleibt der Raucher meist die Erklärung schuldig. Manche sagen, ihre Lieblingszigaretten seien jene, die sie in Phasen der Entspannung rauchen, und sie hätten den Eindruck, eine Zigarette sei hilfreich in stressigen Situationen. Führt man dann das Argument an, Stress und Entspannung seien Antipoden, ebenso wie Langeweile und Konzentration, und fragt danach, wie es möglich sei, dass zwei Zigaretten aus ein und derselben Packung, im Abstand von einer Stunde geraucht, etwas völlig Gegensätzliches bewirken können, wird man auf Ratlosigkeit stoßen.

Es gibt im Grunde intelligente Menschen, die Sie davon überzeugen wollen, dass genau die gleichen Zigaretten zu bestimmten Anlässen besser schmecken, meist nach dem Essen. Würden Sie diese Menschen aber davon überzeugen wollen, dass Schinken mit Spiegelei nach einer Zigarette besser schmecken, würden diese Sie für einen Idioten halten.

Jeder starke Langzeitraucher, der noch einen Funken Verstand besitzt, weiß vermutlich, dass es sich bei den Rechtfertigungen der Raucher nicht um echte Gründe, sondern um Ausflüchte handelt. Früher oder später erreichen die meisten von uns ein Stadium, in dem wir das Rauchen als Gewohnheit betrachten und davon ausgehen, eine Gewohnheit sei nur sehr schwierig abzustellen.

In diesem Zusammenhang gibt es eine Reihe von Irrtümern. Erstens den Irrtum, Gewohnheiten seien schwer abzustellen. Gewohnheiten sind sehr einfach abzustellen, vorausgesetzt, man ist davon überzeugt, sie tatsächlich abstellen zu wollen.

Lassen Sie mich dazu ein klassisches Beispiel anführen. In Großbritannien sind wir daran gewöhnt, auf der linken Straßenseite zu fahren. Halten wir uns jedoch auf dem europäischen Kontinent oder in den USA auf, stellen wir uns sofort und meist ohne große Probleme auf den Rechtsverkehr um. Genauso leicht schalten wir auf Linksverkehr zurück, wenn wir wieder zu Hause sind.

Der zweite Irrtum ist der, Rauchen sei eine Gewohnheit. Leider sorgen viele so genannte Experten zum Thema Drogensucht für noch mehr Verwirrung, indem sie unterschiedliche Bezeichnungen benutzen. Sie sprechen im Zusammenhang mit Heroin von »Konsum«, »Gewohnheit« und »Sucht«. Die Bezeichnung »Konsum« suggeriert, dass die betreffende Person alles unter Kontrolle habe, also Heroin nehme, aber es ebenso gut lassen könne. »Sucht« suggeriert, das Opfer habe jegliche Kontrolle verloren. »Gewohnheit« meint irgendetwas in der Mitte – ist der Betroffene noch Konsument oder schon Süchtiger?

Machen Sie sich also klar, dass es sich bei Drogenabhängigkeit nicht um eine Gewohnheit handelt, sondern um eine besonders tückische Falle. Nehmen wir noch einmal den Vergleich aus dem vorhergehenden Kapitel auf, in dem die Fliege in die Fleisch fressende Falle gelockt wurde. Sie sucht diese Pflanze nicht aus Gewohnheit auf, sondern weil sie dem Duft des Nektars nicht widerstehen kann. Sie beginnt nicht aus Gewohnheit vom Nektar zu kosten, sondern weil sie dem Geschmack nicht widerstehen kann. In diesem Stadium würde die Fliege sich selbst als »Konsument« betrachten; sie glaubt, alles unter Kontrolle zu haben, und genießt den Nektar in der Überzeugung, jederzeit wieder davonfliegen zu können. Befindet sich ein junger Raucher, der gelernt hat, Tabakrauch zu inhalieren, ohne husten zu müssen, und nun der Meinung ist, nur deshalb zu rauchen, weil es ihm ein gewisses Vergnügen bereite oder Hilfe biete, nicht in genau der gleichen Lage?

Irgendwann werden beide, sowohl die Fliege als auch der Raucher, jedoch erkennen, dass sie in der Falle sitzen. Aber wann genau schnappte die Falle zu? Im Beispiel der Fliege passierte es in jenem Moment, in dem sie zum ersten Mal den Duft des Nektars wahrnahm. Im Beispiel des Rauchers geschah es in dem Augenblick, in dem er sich entschloss, die erste Zigarette zu rauchen. Ich habe keinerlei Zweifel daran, dass eine Minderheit innerhalb jener kleinen Gruppe von Menschen, die sich niemals jene Probierzigarette ansteckt, zwar nicht exakt den Mechanismus der Nikotinfalle versteht, aus gesundem Menschenverstand heraus jedoch aus den Fehlern anderer lernt. Ich bin aber auch davon überzeugt, dass die meisten von ihnen die Falle nicht aufgrund größerer Intelligenz oder Aufklärung umgehen, sondern weil sie Angst haben.

Das war auch der Grund, warum ich nie mit härteren Drogen experimentierte. Ich ließ nicht etwa die Finger davon, weil ich die Funktionsweise der Falle verstanden hätte, sondern weil ich vor der Abhängigkeit von Nikotin so schnell kapituliert hatte, dass ich mir sicher war, etwaige Versuche mit härteren Drogen würden mich innerhalb weniger Monate ins Grab bringen.

Manche Jugendliche haben das Glück, niemals die zweite Zigarette zu rauchen. Auch hier mögen Sie wieder das Argument anführen: »Das ist nicht nur eine Frage von Glück, die sind einfach intelligenter.« Dem kann ich nicht zustimmen. Wären sie intelligenter, hätten sie auch die erste Zigarette nicht geraucht. Es ist eine Tatsache, dass die meisten Jugendlichen diese erste Zigarette so abstoßend finden, dass sie auf der Stelle die Lust auf eine zweite verlieren. Viele haben einfach die Einstellung: »In Gottes Namen, versuche ich es eben.«

Gehen wir einmal davon aus, Rauchen sei nichts weiter als

eine Gewohnheit. Warum sollte es dann schwierig sein, diese Gewohnheit aufzugeben? Schließlich kann niemand uns zum Rauchen zwingen. Sollten wir uns am Tag X entscheiden, dass wir niemals wieder rauchen wollen, dürfte uns das doch nicht schwer fallen, oder? Wir müssen nicht einmal aktiv etwas tun, sondern brauchen uns nur keine Zigarette mehr anstecken.

Aber was ist mit den schrecklichen körperlichen Schmerzen, die mit dem Nikotinentzug einhergehen? Welche schrecklichen körperlichen Schmerzen? Bitten Sie Raucher, die mit Hilfe von Willenskraft aufhören wollen, die Schmerzen, unter denen sie leiden, einmal genauer zu beschreiben – sie werden ins Stottern geraten. In der Regel verläuft ein solches Gespräch nach folgendem Muster:

Frage: Sie klagen über beachtliche Schmerzen. Können Sie das genauer beschreiben? Wo genau spüren Sie diese Schmerzen?

Antwort: Ach, es ist furchtbar, ungefähr wie eine Grippe.

Frage: Und Ihr Arzt meint, das kommt vom Nikotinentzug?

Antwort: Nein, ich war noch gar nicht beim Arzt.

Frage: Meinen Sie nicht, Sie sollten einen aufsuchen. Wenn die Symptome denen einer Grippe gleichen, könnten Sie doch tatsächlich eine Grippe haben.

Antwort: Nein, ich weiß, dass es damit zu tun hat, dass ich nicht mehr rauche.

Frage: Können Sie die Symptome beschreiben?

Antwort: Ich habe immer wieder kalte Schweißausbrüche.

Frage: Linford Christie geht es bei jedem Lauf so, aber ihm scheint das nichts auszumachen. Warum macht es Ihnen etwas aus?

Antwort: Aber ich schlafe nachts schlecht.

Frage: Ich habe auch oft Schlafstörungen. Ich glaube, das kommt bei jedem Menschen mal vor. Ist das wirklich so schlimm?

Wenn Sie zu einem Raucher sagen würden: »Nehmen Sie fünf Tage Grippe in Kauf, und Sie werden danach niemals wieder den Wunsch nach einer Zigarette verspüren«, würden die meisten Raucher sich wohl ohne zu zögern darauf einlassen. Körperlich fühlen wir uns bei Grippe vielleicht sterbenselend, aber wir werden nicht weinerlich oder gereizt, sondern nehmen es einfach hin. Die Ursache dafür, dass Raucher bei ihren Versuchen, das Rauchen aufzuhören, so depressiv sind, hat nichts mit den körperlichen Entzugserscheinungen von Nikotin zu tun. Wie ich bereits erklärt habe, sind diese so subtil, dass wir sie nur als das Gefühl »Ich will eine Zigarette« wahrnehmen und sie nach einigen Tagen komplett verschwinden.

Was den Rauchern beim Aufhören tatsächlich Qualen bereitet, sind Angst und Depression. Sie glauben, ein echtes Opfer zu bringen. Sie glauben, Rauchen sei ein echtes Vergnügen oder eine Hilfe, wirke gegen Langeweile und Stress und fördere Konzentration und Entspannung. Wenn ein Raucher die für ihn hoffentlich letzte Zigarette mit diesen Gedanken ausdrückt, wird er auch weiterhin davon überzeugt sein, dass es so ist. Und immer, wenn er sich langweilt, sich nicht konzentrieren kann, unter Stress leidet oder Freunde sich auf einem Fest eine Zigarette anzünden, wird ein Teil seines Gehirns sagen: »Du musst auf etwas verzichten.« Früher oder später – meist früher – wird er sich wieder eine Zigarette anstecken, aber damit setzt er den Teufelskreis wieder in Gang.

Dieses Kapitel verfolgt nur ein Ziel: Es soll Ihnen verdeutlichen, dass ein Raucher sich nur aus dem einen Grund immer wieder eine Zigarette ansteckt, aus dem auch ein Heroinsüchtiger sich Heroin injiziert: nicht wegen des Vergnügens oder der Hochstimmung, sondern um gegen das Gefühl der Leere und Unsicherheit anzukämpfen, das durch die allererste Dosis der Droge hervorgerufen und durch jede folgende erneuert wurde. Mit dem Nikotin ist es genau das Gleiche.

Raucher, Exraucher oder Nichtraucher tun sich gleich schwer, die These zu akzeptieren, dass ein Raucher nur deshalb weiterraucht, weil er das Gefühl der Leere und Unsicherheit, das durch die vorhergehende Zigarette ausgelöst wurde, beseitigen möchte.

Stellen Sie sich doch einmal vor, wie es wäre, wenn Sie dieses Buch vor zweihundert Jahren gelesen hätten, als man Tabak noch schnupfte. Damals hätte ich wohl gesagt: »Es ist wirklich kein Vergnügen, Staub durch die Nase hochzuziehen, Sie schnupfen dabei nur Tabak, der Nikotin enthält. Das ist Ihre persönliche Art, Nikotin zu konsumieren, aber Ihr Problem entsteht durch das Nikotin.«

Heute sind schon Tausende ehemaliger Raucher von Nikotinkaugummis abhängig, viele von ihnen rauchen dabei aber immer noch Zigaretten. In unsere Kurse kommen auch ehemalige Raucher, die vom Kaugummi wegkommen wollen. In den vergangenen Jahren wurde viel Publicity für Nikotinpflaster gemacht. In einem unserer Kurse in Raynes Park befand sich auch eine Frau, die uns Folgendes verriet: »Ich nehme ungefähr dreimal am Tag mein Pflaster ab, rauche mit meinem Mann eine Zigarette und befestige es dann wieder mit einem Klebstreifen.« Müssen wir in einigen Jahren unsere Kursteilnehmer vielleicht fragen: »Nun mal ehrlich, bei wie vielen Pflastern täglich sind Sie inzwischen angekommen?« Oder werden Nikotinabhängige in zwanzig Jahren etwa prahlen: »Ich brauche nur noch zwei Pflaster täglich!«, oder »Ich trage die Pflaster nur zum Ausgehen.« Oder »Ich brauche sie nicht, aber ich genieße sie. Ich kann mir nichts Entspannenderes vorstellen, als mir nach dem Essen ein kleines Pflaster aufzukleben.«

Falls Sie der Meinung sind, solche Beispiele seien aus der Luft gegriffen, versuchen Sie doch einmal, diese auf das Hochziehen von Staub in die Nase zu übertragen. Das ist genau die Art von Erklärung, mit der Schnupfer tatsächlich ihre Idiotie rechtfertigten. Warum sollten die Pflasterträger also eine Ausnahme bilden?

Glauben Sie, jemand schnupfe Kokain, weil das Schnupfen ihm so großen Spaß macht? Natürlich nicht! Es handelt sich dabei lediglich um eine Methode, sich die Droge zuzuführen. Und Schnupfer betrieben das Schnupfen aus genau dem gleichen Grund, nämlich aus ihrer Abhängigkeit von Nikotin. Schnupfen galt früher einmal als geselliger Zeitvertreib. In Wirklichkeit handelte es sich aber, genau wie beim Rauchen, um eine unappetitliche, abstoßende Gewohnheit. Doch genau wie die Raucher, die sich selbst mit goldenen und silbernen Zigarettenetuis und Feuerzeugen täuschen, versuchten auch die Schnupfer sich etwas vorzumachen, indem sie silberne Schnupftabakdosen benutzten.

Glauben Sie allen Ernstes, dass ein Heroinabhängiger sich eine Spritze setzt, weil er die Injektion als angenehm empfindet? Er handelt lediglich aus dem Bedürfnis heraus, Heroin würde jenes Gefühl von Leere und Unsicherheit beseitigen, das die vorhergehende Injektion erneuert hatte. Dabei realisiert er jedoch nicht, dass diese Unsicherheit durch die erste Dosis Heroin verursacht wurde und alle nachfolgenden Injektionen nur dazu dienen, den Abhängigen sein ganzes weiteres Leben unter diesem unerträglichen Gefühl leiden zu lassen, bis die Droge ihn schließlich umbringt.

DEN RAUCHERN ERGEHT ES GANZ GENAUSO!

An anderer Stelle habe ich behauptet, der zweite Zug an einer Zigarette würde das Gefühl von Leere und Unsicherheit, das vom ersten Zug hervorgerufen wird, nur teilweise beseitigen. Das liegt daran, dass es sich bei Nikotin nicht nur um eine Droge, sondern um ein starkes Gift handelt. Unser Immunsystem wird im Lauf der Zeit immer resistenter gegen Drogen oder Giftstoffe. Wenn wir anfangen zu rauchen, arbeiten wir im Grunde daran, das Nikotin unserer Zigarettenmarke einzuatmen, ohne dabei husten zu müssen oder es als abstoßend zu empfinden. Bereits nach kurzer Zeit werden wir, vorausgesetzt wir halten durch, gegen den schalen Geschmack und Geruch immun.

Wir bauen dann zwar Immunität gegen die Droge auf, verspüren aber nie wieder dieses Gefühl von Selbstvertrauen und Gelassenheit wie vor der allerersten Dosis. Nun möchte man meinen, dass bei einem so ungesunden, lebensbedrohenden, abstoßenden und teurem Zeitvertreib wie dem Rauchen die natürliche Tendenz dahin geht, nach und nach immer weniger zu rauchen. Doch wir alle wissen, dass es sich genau umgekehrt verhält: Je mehr die Droge uns nach unten zieht, umso größer wird die Illusion von Abhängigkeit und umso mehr steigt der Konsum.

Ich beschreibe mein Konzept, mit dem ich den Rauchern beim Aufhören helfe, als »einen leichten Weg, mit dem Rauchen Schluss zu machen«. Und es ist für jeden Raucher tatsächlich einfach, das Rauchen aufzuhören, vorausgesetzt, er versteht die Nikotinfalle in all ihrer Tücke. Es ist jedoch nicht so einfach, jedem einzelnen Raucher klarzumachen, dass auch ihm das Aufhören leicht fallen kann. In unseren Kursen realisiert die Mehrzahl der Raucher dies nach ungefähr sechs Stunden. Aber leider sind auch immer wieder Raucher darunter, die wir nicht davon überzeugen können.

Hier befinden wir uns in einer ähnlichen Situation. Dieses Buch trägt den Titel *Endlich Nichtraucher für Kinder und Jugendliche*. Niemand weiß besser als ich, wie schwierig es ist, Jugendliche zum Aufhören zu bewegen, wenn sie einmal mit dem Rauchen angefangen haben. Und niemand weiß besser als ich, wie schnell Jugendliche in die Abhängigkeit geraten.

Ich kann gar nicht beschreiben, wie sehr es mich frustriert, wenn ich bei meiner morgendlichen Joggingrunde Schulmädchen mit einer Begeisterung rauchen sehe, als wäre es das Höchste auf der Welt. Wenn ich mich ihnen nur mitteilen könnte! Sicher wäre es Ihnen als Eltern lieber, wenn ich Ihnen diese Aufgabe abnehmen könnte, aber ohne ausreichend Sendezeit im Fernsehen komme ich nicht an die Jugendlichen heran. Doch Sie haben diese Möglichkeit. Vielleicht ist es für Sie schwierig, mit Ihren Kindern in einen Dialog zu treten, doch das ist die einzige Chance, die Sie haben. Ich verfüge über das nötige Wissen, aber nicht über die entsprechenden Mittel, es weiterzugeben. Die Regierung verfügt über die Mittel, nicht aber über das Wissen. Lehrer verfügen über keines von beiden.

Ihre Kinder sind also von Ihnen abhängig, und Sie und ich können es ihnen leicht machen, nicht in die Drogenabhängigkeit zu geraten. Aber wie kann ich mir nach meinen in Kapitel 3 beschriebenen Erfahrungen in jener Mädchenschule Hoffnungen machen, dass es Jugendlichen möglich sei, die Drogenfalle ihr Leben lang zu umgehen? Ich muss zugeben, dass derartige

Erfahrungen mich schon manches Mal zur Verzweiflung gebracht und mich zur Frage veranlasst haben, ob ich nicht doch einen vergeblichen Kampf führe.

Aber diese Erfahrung war für mich auch Anlass zu großer Hoffnung. Diese Mädchen betrachteten mich nicht als alten Kauz, über den man sich bestenfalls lustig machte. Ich war von ihrer Einstellung und Reife beeindruckt. Immerhin hörten sie mir zu. Später ließ mich der Lehrer, der mich eingeladen hatte, wissen, dass nach meinem Besuch einige Mädchen beschlossen hatten, mit dem Rauchen aufzuhören. Vielleicht waren es vergleichsweise wenige, aber als »der einsame Rufer in der Wüste«, der ich war, konnte ich ihnen eine Perspektive eröffnen, die sie bis dahin überhaupt nicht in Betracht gezogen hatten. Wie viel mehr Überzeugungskraft wird diese Perspektive erst erhalten, wenn auch Eltern und Gleichaltrige sie aufzeigen.

Angenommen, wir wären in der Lage, mit Fliegen zu sprechen, und eine Fliege besäße nur ein Zehntel der Intelligenz unserer Kinder, glauben Sie, es wäre uns möglich, der Fliege die Tücken der Fleisch fressenden Pflanze zu vermitteln, sodass sie nicht auf sie hereinfallen würde?

Warum geraten unsere Kinder nach wie vor in die Drogenfalle? Weil die zuständigen Behörden die Funktionsweise der Falle nicht durchschauen. Sie verlassen sich darauf, die Jugendlichen darüber aufzuklären, dass Drogen gefährlich, ja sogar lebensbedrohend sein können. Das bewirkt nichts anderes, als wenn man Jugendlichen sagt, Motorräder seien gefährlich und lebensbedrohend. Die Nikotinfalle funktioniert heute noch genauso wie damals, als ich in sie hineintappte.

Wir wissen genau, dass der Konsum von Zigaretten Lungenkrebs und andere ernste Krankheiten hervorrufen kann. Und wir wissen ebenfalls, dass eine Zigarette allein noch nichts bewirkt. Also besteht kein Grund zur Sorge, wenn man eine Zigarette raucht. Diese erste Zigarette schmeckt scheußlich, damit verschwindet jegliche Angst, vielleicht abhängig zu werden. Aber damit sind wir schon mittendrin, wir sind ein weiteres Opfer dieser genialen, tückischen Falle.

Wenn Sie Ihrem Kind helfen wollen, nicht in die Falle zu treten, müssen Sie ihren Mechanismus verstehen. Dabei ist es unerlässlich zu erkennen, dass Rauchen nicht den geringsten Vorteil mit sich bringt. Ich meine damit nicht, die Nachteile des Rauchens würden die Vorteile bei weitem überwiegen. Ziel dieses Buches ist es nicht, *Sie* vom Rauchen abzubringen, sondern Ihnen dabei zu helfen, *Ihr Kind* von der Nikotinfalle fern zu halten. Wenn Sie das Gefühl haben, die Funktionsweise der Nikotinfalle noch nicht umfassend zu verstehen, sind Sie nicht in der Lage, Ihrem Kind die Zusammenhänge plausibel zu machen. Dann sollten Sie zuerst *Endlich Nichtraucher!* von Allen Carr lesen. Wenn Sie danach immer noch Zweifel haben, empfehle ich *Für immer Nichtraucher*.

Ich habe die Nikotinfalle als das geniale Täuschungsmanöver beschrieben, das Mensch und Natur mit vereinten Kräften ersonnen haben, und ich habe deutlich gemacht, wie Jugendliche in diese Falle gelockt werden. Wenden wir uns nun dem nächsten Punkt zu:

WIE DER RAUCHER AUF SUBTILE
WEISE GEFANGEN BLEIBT.

KAPITEL 6

Wie der Raucher auf subtile Weise gefangen bleibt

Den meisten Eltern fällt es schwer zu verstehen, warum ihre Kinder in die Abhängigkeit von Nikotin oder anderen Drogen geraten. Wenn man jedoch den unglaublich genialen Mechanismus der Nikotinfalle in allen Einzelheiten begreift, ist es fast ein Wunder, dass ihm so viele entgehen.

Ich habe bereits erklärt, warum man schon mit der zweiten Zigarette abhängig ist. Wenn Sie als Nichtraucher regelmäßig zum Passivrauchen gezwungen werden, ist das Schlimmste daran nicht, dass Sie gefährliche Giftstoffe einatmen, sondern dass Sie Nikotin inhalieren und Ihr Körper demzufolge unter Entzugserscheinungen leidet. Früher, als so gut wie jede Räumlichkeit, jedes Kino, jede Kneipe, jeder Bus und jedes Restaurant rauchgeschwängert waren, wurden Jugendliche schon lange, bevor sie zum ersten Mal zu einer Zigarette griffen, zu Rauchern erzogen. Kein Wunder also, dass der Raucheranteil schon einmal bei achtzig Prozent der Bevölkerung lag.

Viele Eltern geben sich der Illusion hin, ihr Kind sei vor dem Rauchen sicher, wenn es nur die Pubertät überstehe, ohne in die Falle zu tappen. In unseren Kursen sitzen regelmäßig Raucher, die mit dreißig, vierzig, oder fünfzig Jahren angefangen haben. Die meisten von ihnen wurden in einer Phase abhängig, in der sie in hohem Maß zu passivem Rauchen gezwungen waren, zum Beispiel durch die Arbeit in Kneipen, Kantinen, Bars oder anderen Orten, wo man viel rauchte.

Die Behörden führen den großen Raucheranteil unter Jugendlichen auf folgende Einflüsse zurück, und zwar in der angegebenen Reihenfolge:

ZIGARETTENWERBUNG
BEISPIEL DER ELTERN
DRUCK VON GLEICHALTRIGEN

Passivrauchen wurde in den letzten Jahren zunehmend in den Medien thematisiert, doch nur unter dem Aspekt, dass Nichtraucher ein Recht auf saubere, rauchfreie Luft hätten. Dabei lässt man jedoch völlig außer Acht, dass Nikotinsucht weitaus ansteckender ist als die klassische Erkältung und man keineswegs selbst Tabak rauchen muss, um abhängig zu werden. Man kann auch durch regelmäßiges Passivrauchen in die Abhängigkeit geraten.

Womit könnte man sonst erklären, warum jemand, der sich über fünfzig Jahre lang den Einflüssen der Werbung, dem Beispiel der Eltern oder dem Gruppenzwang widersetzte, ganz plötzlich das Bedürfnis hat, sich eine Zigarette anzuzünden? Oder warum ehemalige Raucher, die jahrelang abstinent waren, ausgerechnet bei gesellschaftlichen Anlässen mit besonders hohem Nikotinausstoß der Versuchung erliegen, eine Zigarette zu rauchen, und dadurch wieder in den dunklen Schacht fallen?

Ich behaupte, die Reihenfolge der Faktoren muss, wenn man davon ausgeht, wie sehr sie die Abhängigkeit unserer Kinder von Nikotin bedingen, genau andersherum lauten. Und meiner Meinung nach übt das Inhalieren von Nikotin den größten Einfluss aus, unabhängig davon, ob es durch Rauchen, Passivrauchen oder eine Kombination aus beidem erfolgt.

Jahrelang hatte ich hauptsächlich den Druck der Gleichaltrigen dafür verantwortlich gemacht, wenn Jugendliche zu Rauchern wurden. Obwohl dieser Faktor ganz offensichtlich auch eine Rolle spielt, geht es dabei aber in erster Linie darum, dass man die erste Zigarette meist von einem Freund in die Hand gedrückt bekommt, was noch nichts mit Gruppenzwang zu tun hat. Die große Mehrheit der Nichtraucher betrachtet, unabhängig vom Alter, Rauchen als übelriechende, schmuddelige, teure und ungesunde Angewohnheit. Über die Raucher denken sie ähnlich. Ich kann mich noch sehr genau erinnern, dass ich diese Haltung auch meinem Vater gegenüber eingenommen hatte, obwohl ich ihn in anderer Hinsicht respektierte und bewunderte. Und ebenso deutlich kann ich mich daran erinnern, dass ich in meiner Zeit als Teenager die Gleichaltrigen, die rauchten, alles andere als bewunderte – sie taten mir Leid. Bis ich selbst abhängig wurde. Erst dann sah ich die gleichaltrigen Raucher mit ganz anderen Augen.

Ich frage mich, welche Sichtweise nun besser ist. Die, die ich jetzt vertrete und die ich auch vertreten hatte, bevor ich selbst in die Falle trat, oder jene, die mir zu Eigen war, als mein Gehirn und mein Körper unter dem Einfluss dieser heimtückischen Droge standen? Wenn ich diese Frage beantworten wollte, würden wir eine Menge Zeit dafür benötigen.

Wie ich bereits darlegte, hat das Vorbild der Eltern wenig bis gar keine Auswirkung darauf, ob Kinder rauchen oder nicht. Es würde mich jedoch nicht überraschen, wenn man statistisch nachweisen könnte, dass Kinder von Nichtrauchern weniger häufig abhängig werden als Kinder von Rauchern. Der Grund dafür wäre dann aber weniger das Beispiel der Eltern, als die Tatsache, dass Erstere keinen so großen Mengen Nikotin ausgesetzt waren wie die Kinder rauchender Eltern.

Ich hoffe, dass Sie mir helfen werden, eine Statistik zu verifizieren, nämlich dass Kinder von Eltern, die sich die Mühe machen, die Anweisungen in diesem Buch zu lesen, zu verinnerlichen und zu befolgen, bei weitem weniger gefährdet sind, in die Nikotinfalle oder irgendeine andere Drogenfalle zu geraten, als Kinder von Eltern, die sich dieser Mühe nicht unterziehen.

Ich bin mir durchaus darüber im Klaren, dass Sie allen Grund haben, meine nächste Behauptung in Frage zu stellen, und so ungern ich, egal, in welchen Punkten, der Tabakindustrie beipflichte, bin ich davon überzeugt, dass die Zigarettenwerbung nicht den geringsten Einfluss darauf hat, Jugendliche oder Erwachsene in die Abhängigkeit zu locken – ebenso wenig wie die cleverste Anzeige des Waschmittels der Marke X, die behauptet, dieses Mittel wasche weißer als jede andere Marke, ein Kind dazu bringen könnte, loszugehen und eine Packung davon zu kaufen.

Die Tabakindustrie behauptet, ihre Werbung ziele darauf ab, jene Raucher, die ohnehin schon von Nikotin abhängig sind, für ihre Marke zu interessieren. Natürlich würde die Industrie es nicht so formulieren. In ihren Worten würde es eher heißen: »Unsere Marke bietet mehr Genuss.« Damit will ich sagen, dass man niemanden dazu überreden kann, von einer Droge abhängig zu werden. Stellen Sie sich vor, wir wären von Reklametafeln umgeben, die uns davon überzeugen wollten, die eine Sorte Heroin sei besser als die andere. Würde Sie das dazu veranlassen, sofort loszurennen, um sich diese spezielle Sorte Heroin zu besorgen? Sicher nicht, aber einen Heroinabhängigen könnte man auf diese Weise beeinflussen. Oder nehmen wir noch einmal das Waschmittel: Wenn Ihr Kind schon selbst wäscht und mit dem Ergebnis nicht zufrieden ist, könnte es vielleicht auf die Marke X zurückgreifen.

Jugendliche lassen sich nicht von der Zigarettenwerbung verführen, ich bin sogar überzeugt davon, dass sie dazu beiträgt, dass sie nicht abhängig werden. Unsere Kinder mögen jung sein, das heißt aber nicht, dass sie gleichzeitig auch dumm oder unintelligent sind. Sie wachsen in einer von Werbung geprägten Welt auf und haben vermutlich – genau wie die Erwachsenen auch – eine natürliche Resistenz dagegen entwickelt. Sie dürften ebenso wenig wie Sie und ich davon zu überzeugen sein, dass die Marke X weißer wäscht, nur weil die Werbung das behauptet. Und sie sind sich genau wie Sie und ich der Absicht der Zigarettenwerbung bewusst und werden sich ganz von selbst dagegen wehren.

Vielleicht wollen Sie nun wissen, was das alles damit zu tun hat, wie Sie Ihr Kind vor der Abhängigkeit bewahren können. Wenn die Zigarettenwerbung nicht schuld daran ist, dass Jugendliche zu rauchen beginnen, brauchen wir doch auch keine Zeit damit zu verschwenden. Warum sagt er mir nicht klipp und klar, was ich tun muss, um mein Kind vor dem Rauchen zu schützen?

Um diese Frage beantworten zu können, müssen wir uns in die relativ kurze Historie des Rauchens vertiefen. Als ich ein Junge war, galt Rauchen in weiten Kreisen unserer westlichen Gesellschaft als von allen akzeptierte Gewohnheit, die Vergnügen, Entspannung und Selbstvertrauen schenkte. Gleichzeitig galt es aber auch als ungesund und irgendwie abstoßend. Doch die meisten Erwachsenen waren Raucher; Nichtraucher wurden von der Masse als etwas merkwürdig, wenn nicht sogar ungesellig betrachtet. Sie hatten in einer Rauchergruppe ungefähr so viel zu suchen wie ein Pfarrer bei einem feucht-fröhlichen Herrenabend.

Dann kam ein drastischer Wandel. Es wurde publik, dass Rauchen nicht nur im Allgemeinen ungesund war, sondern dass auch ein direkter Zusammenhang zwischen Rauchen und dem Auftreten von Lungenkrebs bestand. Viele Raucher hörten damals auf, doch die Mehrzahl rauchte weiter. Aber zumindest glaubte man, dass jetzt niemand mehr zu rauchen beginnen würde. Dieser Fall trat nicht ein.

Trotzdem ging der Anteil an Rauchern unter den Erwachsenen allmählich zurück, bis schließlich die Nichtraucher in der Mehrzahl waren. Dies geschah fast unmerklich, hatte aber drastische Folgen für die Tabakindustrie.

RAUCHEN GALT NICHT MEHR
ALS GESELLSCHAFTSFÄHIG.

Beachten Sie bitte, dass das Rauchen selbst sich nicht im Geringsten verändert hat. Lediglich das Wissen oder die Sichtweise der Gesellschaft in Bezug auf das Rauchen hat sich geändert.

Die vielen tausend Raucher, denen meine Methode geholfen hat, sich aus dieser Tyrannei zu befreien, waren sich zum Großteil einig darüber, dass ich zu diesem Wandel eine Menge beigetragen habe. Ich würde dieses Lob nur allzu gern akzeptieren, wenn es der Wahrheit entspräche.

Lassen Sie uns deutliche Worte sprechen. Ich kann einen Raucher dazu bewegen, aufhören zu wollen. Aber ich kann keinen Raucher dazu zwingen, in unsere Kurse zu kommen. Und selbst wenn ich das könnte, würde dieser sich unmittelbar nach Verlassen des Kurses wieder eine Zigarette anstecken.

Ich kann nicht für mich in Anspruch nehmen, in Millionen von Rauchern den Wunsch zum Aufhören geweckt zu haben. Ich kann mich lediglich rühmen, eine Methode entwickelt zu haben, mit der jeder Raucher, sobald er sich zum Aufhören entschlossen hat, dieses Ziel leicht und auf Dauer erreichen kann.

Doch dieses Buch widmet sich zwei völlig anderen Problemen. Erstens soll es Jugendliche vor der Abhängigkeit bewahren. Aber warum sollte ein Jugendlicher an einem Kurs teilnehmen oder ein Buch lesen, in dem es um ein Problem geht, das er seiner Meinung nach ohnehin niemals haben wird? Sie können einen Jugendlichen dazu überreden, sich gegen Malaria impfen zu lassen, wenn er seine Ferien in Gegenden verbringt, wo es viele Moskitos gibt. In diesem Fall kann er nämlich nicht selbst kontrollieren, ob er von einem Moskito gestochen wird oder nicht. Aber die Drogenabhängigkeit hat er unter Kontrolle. Warum sollte er Schutz vor einer Situation benötigen, in die er seiner Meinung nach niemals geraten wird?

Nehmen wir einmal an, Sie planten einen Ausflug zu den Niagarafällen. Hielten Sie es in diesem Fall für nötig, vorher einen Kurs darüber zu absolvieren, wie man dem Drang widerstehen kann, die Wasserfälle hinunterzuspringen?

Zweitens wendet sich dieses Buch an jene Jugendlichen, die bereits abhängig sind, dies aber nicht wahrhaben wollen. An diese Gruppe kommt man noch schwieriger heran als an jene, die noch nicht abhängig ist. Dafür tragen Letztere noch nicht den kleinen Nikotinteufel in sich, der allem, was ich sage, widersprechen will. Was die schon rauchenden Jugendlichen betrifft, haben diese nicht den geringsten Wunsch aufzuhören, im Gegenteil, sie haben gewichtige Gründe weiterzurauchen. Warum also sollten sie einem alten Spinner wie mir oder ihren Eltern Gehör schenken?

Ich will auf Folgendes hinaus: Die Gründe, aus denen erwachsene Raucher aufhören wollen, treffen nicht auf jugendliche Raucher zu, und noch weniger wirken sie bei diesen vorbeugend. Das ist schade, aber wir müssen es so akzeptieren. Wohlmeinende Menschen haben schon Millionenbeträge und Unmengen von Zeit investiert, um junge Menschen vom Rauchen abzuhalten oder jene, die bereits in die Falle getappt sind, zum Aufhören zu bewegen. Hätten diese Bemühungen Erfolg gehabt, hätte ich dieses Buch nicht schreiben müssen – und Sie brauchten es nicht zu lesen. Nehmen wir es einfach als gegeben hin, dass diese Wege nicht zum Erfolg führen.

Gehen wir einmal davon aus, ich könnte Sie überzeugen, und Sie wiederum könnten Ihr Kind davon abhalten, nicht mit dem Rauchen anzufangen beziehungsweise wieder damit aufzuhören. Das wäre wunderbar. Doch angenommen, ich könnte Sie nicht überzeugen oder Sie könnten nicht entsprechend auf Ihr Kind einwirken. Wäre es nicht umso vieles einfacher, wenn die Millionenbeträge und die Unmengen von Zeit, die bereits aufgewendet werden und zunächst nicht den Hauch einer Veränderung bewirkten, dafür eingesetzt würden, die grundlegenden Faktoren zu beseitigen, die Ihr Kind zum Rauchen veranlassten oder es vom Aufhören abhalten?

Raucher warnen ihre Kinder davor, abhängig zu werden. Doch gleichzeitig hören diese Kinder vom gleichen Raucher, wie sehr die Zigaretten zur Entspannung beitragen, wie sie die Konzentration fördern und wie sie bei Langeweile oder Stress helfen. Ist es wirklich so überraschend, dass die meisten von uns früher oder später nach einer Zigarette greifen?

Wenn Sie etwas zum ersten Mal probieren, handelt es sich um ein reines Experiment. Von dieser ersten Erfahrung hängt es ab, ob Sie den Versuch wiederholen. Im Fall des Rauchens schmeckt die erste Zigarette scheußlich. Warum sollten wir also diesen ersten Versuch wiederholen wollen? Weil nun ein kleiner Nikotinteufel in unserem Körper sitzt, der sich ähnlich wie Hunger gebärdet, und wir diesen Teufel füttern müssen. Wir müssen nicht befürchten, abhängig zu werden. Raucher werden nur süchtig, wenn sie die Zigaretten genießen, aber diese zweite Zigarette schmeckt genauso schlecht wie die erste.

Zu den Tücken der Falle gehört es auch, dass sie so langsam

und unaufhaltsam zuschnappt, dass wir uns dessen überhaupt nicht bewusst sind. Man könnte es mit dem Älterwerden vergleichen. Wir sehen jeden Tag das gleiche Gesicht im Spiegel. Aber erst, wenn wir ein zehn Jahre altes Foto betrachten, fällt uns auf, wie wir uns verändert haben. Und selbst dann können wir die Situation nicht so einfach akzeptieren. Wir sagen nicht: »Oje, bin ich alt geworden!«, sondern eher: »Sah ich damals nicht viel jünger aus?« Ich halte es für einen barmherzigen Zug der Natur, dass der sich so schleichend vollziehende Alterungsprozess alles in einem milderen Licht erscheinen lässt.

Damit, dass wir in die Tiefen der Drogenabhängigkeit ebenso langsam und kaum wahrnehmbar abrutschen, ist uns jedoch kein Dienst erwiesen. Denn zu Beginn wird das Gefühl der Leere und Unsicherheit, das durch das Verlangen nach Nikotin entsteht, nicht realisiert, und wir rauchen nur ab und zu eine Zigarette. Das kaum wahrnehmbare Gefühl von Leere und Unsicherheit betrachten wir als normal.

Wir wollen auch nicht wahrhaben, dass uns nun die Zigaretten, die uns unsere Raucherfreunde nur allzu bereitwillig angeboten haben, nicht mehr reichen, sondern wir nun selbst um welche bitten müssen. Unsere Freunde sind jetzt allerdings nicht mehr so freigebig. Wir beginnen also, unser gutes Geld dafür hinauszuwerfen – obwohl wir uns einmal geschworen haben, niemals so dumm zu sein. Im Handumdrehen sind wir nun nicht nur bereit, Zigaretten zu kaufen, wir *müssen* es sogar tun. Schon allein der Gedanke, keine Zigaretten zu haben, versetzt die meisten Raucher in Panik.

Wenn Sie einen Jugendlichen, der gerade zu rauchen begonnen hat, fragen, warum er das tut, wird er Ihnen etwa Folgendes antworten: »Ich genieße es.« Für Sie ist aber klar zu erkennen, dass er es nicht genießt. Er traut sich nicht zu inhalieren und wirkt ungeschickt. Der Dialog würde sich ungefähr so fortsetzen:

Frage: Was genau genießt du daran?
Antwort: Es gibt mir ein Prickeln.
Frage: Was meinst du mit Prickeln?
Antwort: Es macht mich schwindlig.

Weisen Sie darauf hin, dass es den gleichen Effekt erzielt, wenn er sich um die eigene Achse dreht, wird er darauf keine Antwort wissen. Fragen Sie denselben Jugendlichen einige Wochen später, warum er raucht, wird er Ihnen ganz überzeugt sagen, dass er das Rauchen genieße. Aber er wird Ihnen nicht erklären können, aus welchem Grund. Was er damit wirklich meint, ist, dass er nun inhalieren und seine Rolle als Raucher spielen kann, ohne sich dabei komisch zu fühlen.

Stellen Sie die gleiche Frage einige Monate später, wird er antworten, es verschaffe ihm Entspannung, es fördere die Konzentration und helfe gegen Langeweile oder Stress. Er hat zu diesem Zeitpunkt völlig vergessen, dass er vor dieser ersten scheußlichen Zigarette weder den Wunsch noch das Bedürfnis nach Rauchen verspürt hatte, und lässt auch keine Zweifel mehr zu, dass die gleichen Zigaretten nun gut schmecken und riechen und all die genannten widersprüchlichen Vorteile bieten.

Die Falle ist also wirklich genial. Warum sollte er in diesem Stadium mit dem Rauchen aufhören wollen? Er raucht vergleichsweise wenig. Er kann sich das Rauchen leisten. Er kann mit seinen Nichtraucherfreunden mithalten. Er spürt keine negativen Auswirkungen auf seine Gesundheit, und wenn dieser Fall eintreten sollte, würde er von heute auf morgen das Rauchen einstellen.

Stellen Sie sich das körperliche Verlangen nach Nikotin wie ein ständiges, kaum wahrnehmbares Jucken vor. Wenn Sie ein Jucken verspüren, haben Sie automatisch das Bedürfnis, sich zu kratzen. Übertragen auf die Nikotinabhängigkeit bedeutet dies, sich eine Zigarette anzustecken. Doch diese Zigarette wird nur teilweise Erleichterung verschaffen, und das auch nur vorübergehend. Sie hilft nicht wirklich, im Gegenteil, die erste Zigarette verursacht den Juckreiz, und alle weiteren sorgen dafür, dass er bestehen bleibt, und zwar so lange, bis die Nikotinkette unterbrochen wird.

Nun könnte man vermuten, dass bei einem so ungesunden, schmuddeligen und teuren Zeitvertreib wie dem Rauchen die natürliche Tendenz dahin geht, es immer weiter einzuschränken. Doch bei jeder Art von Drogenabhängigkeit geht die Tendenz ganz klar zu häufigerer und stärkerer Dosisaufnahme. Dafür gibt es eine logische Erklärung: Je mehr Immunität der Körper gegen die Droge entwickelt, desto weniger kann sie die Entzugserscheinungen abschwächen und desto größer wird – in der Illusion – das Bedürfnis nach ihr.

Die Tendenz geht also von Natur aus zum Kettenrauchen. Ein Raucher lässt sich nur durch die Nachteile der Sucht, wie zum Beispiel die Angst vor Lungenkrebs, davon abhalten, Kettenraucher zu werden. Manche Raucher können sich das Kettenrauchen nicht leisten. Andere dürfen an ihrem Arbeitsplatz nicht rauchen. Viele hassen es auch, Raucher zu sein und legen sich ihr Leben lang bestimmte Verbote auf, wie etwa nicht im Schlafzimmer zu rauchen, nicht vor dem Frühstück oder im neuen Auto, nicht im Freien, nicht in Gesellschaft von Nichtrauchern, den Eltern oder Kindern.

Je unempfänglicher der Körper gegen die Droge wird und je mehr sie den Raucher zu zerstören droht, nicht nur in körperlicher Hinsicht, sondern auch durch negative Auswirkungen auf sein Selbstvertrauen und seine Nerven, umso weniger ist er in der Lage, bestimmte Intervalle zwischen den einzelnen Zigaretten einzuhalten, und umso tiefer fällt er in den endlosen Schacht.

In diesem Stadium ist sich der Raucher schon bewusst, dass er in einer teuflischen Falle steckt, und von Zeit zu Zeit findet er einen Grund, um mit dem Rauchen aufzuhören. Früher war der Auslöser oft Geldmangel, heute sind es meist Sorgen um die Gesundheit.

Eine weitere tückische Eigenschaft der Falle besteht darin, dass man bald nach dem Aufhören eine Verbesserung der finanziellen Lage verspürt und sich schnell gesünder fühlt. Doch nun ist man der Meinung, eine echte Hilfe oder echtes Vergnügen aufgegeben zu haben, und hat das Gefühl, auf etwas verzichten zu müssen – und früher oder später greift man wieder zu einer Zigarette.

Das Hinterhältigste an der Nikotinfalle, und das hat sie mit allen anderen Arten von Drogenabhängigkeit gemein, ist, dass die Droge mit zunehmender körperlicher und geistiger Zerstörung des Opfers diesem immer wertvoller erscheint. Nicht selten kommen Raucher dann zu folgendem Entschluss:

ICH WÜRDE MIR LIEBER EIN BEIN
AMPUTIEREN LASSEN, ALS
MIT DEM RAUCHEN AUFZUHÖREN!

KAPITEL 7

Ich würde mir lieber ein Bein amputieren lassen, als mit dem Rauchen aufzuhören

Ich hasse es, über dieses Thema zu schreiben, und es tut mir Leid, dass ich Ihnen zumuten muss, darüber zu lesen. Doch wenn Sie Ihrem Kind helfen wollen, nicht in die Falle der Abhängigkeit zu geraten, werden Sie ihm auch erklären müssen, warum es mit einem Raucher so weit kommen kann.

Eine weitere geniale List der Falle besteht darin, dass sie uns für die teuflischen Seiten des Rauchens blind macht. Ich habe in meinen anderen Büchern schon von dem Tauziehen gesprochen, dem ein Raucher ein Leben lang ausgesetzt ist. Auf der einen Seite steht die Angst, das Rauchen bringt uns um, es kostet viel Geld, ist schmuddelig und abstoßend und macht uns lebenslänglich zu Sklaven; auf der anderen Seite steht die Vorstellung, es biete uns Hilfe und verschaffe uns Annehmlichkeiten.

Ich führte mit Rauchern schon häufig Unterhaltungen wie die folgende:

Frage: Welche ist Ihre Lieblingszigarette?
Antwort: Die nach dem Essen.
Frage: Wie oft haben Sie in Ihrem Leben schon gegessen?
Antwort: Bestimmt einige tausendmal.
Frage: Und an wie viele Male können Sie sich erinnern, bei denen Sie diese Zigarette nach dem Essen bewusst mit

dem Gedanken rauchten, diese Zigarette schmeckt wirklich großartig?

Antwort: Ich kann mich überhaupt nicht an so etwas erinnern.

Frage: Könnte man sagen, es ist wie mit den meisten wertvollen Dingen im Leben, die wir für selbstverständlich halten und erst zu schätzen wissen, wenn wir auf sie verzichten müssen?

Antwort: Ja, ich glaube, das trifft die Situation ganz gut.

Frage: Würden Sie also mit mir übereinstimmen, dass wir dazu neigen, die Zigaretten für selbstverständlich zu nehmen, solange wir genügend zur Verfügung haben und rauchen dürfen?

Antwort: Ich glaube, das ist richtig.

Frage: Stimmen Sie mit mir auch darin überein, dass Sie sich rückblickend nur an jene Situationen erinnern, in denen Sie sich eingeschränkt fühlten, weil Sie nach dem Essen nicht rauchen konnten, oder es Ihnen unangenehm war, weil Sie neben einem Nichtraucher pafften?

Antwort: Wenn ich es mir recht überlege, stimmt auch das.

Frage: Was ist das für eine Art von Zeitvertreib, der uns erst dann kostbar erscheint, wenn wir ihm nicht nachkommen dürfen?

Antwort: Aber das Gleiche könnte man auch vom Atmen sagen.

Frage: Das ist ein schlaues Argument. Haben Sie etwas dagegen, wenn wir es einmal ausprobieren?

Antwort: Keineswegs.

Frage: Können Sie eine Minute lang die Luft anhalten?

Antwort: Ich versuche es.

Frage: Gut gemacht. War es angenehm?

Antwort: Es war auszuhalten.

Frage: Aber war es schön, wieder atmen zu können?

Antwort: Natürlich.

Frage: Darf ich Sie nun bitten, eine Zigarette anzuzünden, sechsmal intensiv zu ziehen, sich auf Geschmack und Geruch zu konzentrieren und mir dann zu schildern, was mir dabei Angenehmes entgeht?

Spätestens wenn er beim dritten Zug ist, wird der Raucher Ihnen antworten: »Nichts, es schmeckt schrecklich.« Der Vergleich mit dem Atmen scheint auf den ersten Blick zutreffend, doch in Wirklichkeit handelt es sich um das genaue Gegenteil. Natürlich ist Atmen für uns etwas Selbstverständliches. Natürlich wissen wir den Wert von Sauerstoff erst zu schätzen, wenn er uns nicht ausreichend zur Verfügung steht. Aber Sauerstoff ist Leben. Wir können nicht ohne ihn existieren. Natürlich betrachten wir Rauchen als selbstverständlich, solange wir dürfen. Erst wenn uns jemand oder etwas daran hindert, fühlen wir uns um etwas gebracht. Doch Nikotin ist Gift, Rauchen bedeutet Tod.

Raucher halten das Rauchen nur deshalb für einen Genuss, weil Sie sich elend fühlen, wenn sie nicht rauchen dürfen. Dieses Elend erreicht seinen Höhepunkt, wenn der Raucher versucht, mit Hilfe von Willenskraft aufzuhören.

Irgendetwas veranlasst ihn, den Versuch zu wagen, mit dem Rauchen aufzuhören. Der Raucher stellt die Vorteile eines Daseins als Raucher den Nachteilen gegenüber und findet bestätigt, was er ohnehin schon wusste – dass die Nachteile bei weitem überwiegen. Doch in dem Moment, in dem er sich zum Verzicht durchringt, beginnen die Gründe, die ihn dazu gebracht haben, ihre Überzeugungskraft zu verlieren. Gleichzeitig verlangt der kleine Nikotinteufel die nächste Dosis. Dieses Gefühl ist so schwach, dass der Raucher es nur als den Wunsch wahrnimmt: »Ich will eine Zigarette.« Das ruft jedoch große Verwirrung hervor. Er hat sich überzeugende Argumente zurechtgelegt, warum er keine Zigarette mehr rauchen sollte, aber aus ihm unerfindlichen Gründen will er sich doch eine anzünden. Er hat das Gefühl, auf etwas verzichten zu müssen. Sein Widerstand beginnt zu brechen; er stellt seine Entscheidung in Frage und findet schließlich eine Entschuldigung, wieder mit dem Rauchen anzufangen.

Auf der anderen Seite des Taus zieht also nicht das Argument: »Rauchen ist ein Genuss und/oder bietet Hilfe«, sondern die Angst: »Wie kann ich ohne Rauchen das Leben genießen oder mit Stress fertig werden? Muss ich eine Leidenszeit, von der ich nicht weiß, wie lange sie dauert, durchmachen, wenn ich frei werden will?« Das ist genau die Angst, die so viele Raucher vom Aufhören abhält. Solange wir rauchen, wird uns wohl nie klar werden, dass beide Arten von Angst durch den Genuss der Zigarette entstehen. Nichtraucher geraten weder in Panik, noch fühlen sie sich schlecht, wenn sie nicht rauchen können – im Gegenteil, sie würden in Panik geraten und sich schlecht fühlen, wenn sie rauchen müssten.

Woher kommt es, dass Raucher oder andere Drogenabhängige, egal, wie intelligent oder willensstark sie sonst sind, es offensichtlich nicht schaffen, auch nur einen Hauch von Rationalität aufzubringen, wenn es um ihre eigene Abhängigkeit geht?

Als vor einigen Jahren in Großbritannien die Gefahr einer Salmonellenvergiftung in großem Ausmaß bestand, verzichteten die meisten Menschen auf den Verzehr von Eiern. Viele aßen auch keine Mayonnaise mehr. Dabei starben nur einige wenige an der Salmonellenvergiftung. Eier schmecken deutlich besser als Tabak. Und mehr als zweitausend Menschen sterben jede Woche an den Folgen ihres Nikotinkonsums. Warum wollen fünfzehn Millionen Menschen sich weiterhin diesem Elend aussetzen?

Weil die Angst vor Lungenkrebs eine Angst in weiter Ferne ist. Bis jetzt bin ich davongekommen, und ich habe ja Chancen, dass es mich auch in Zukunft nicht erwischen wird. Aber wenn ich versuche, mit dem Rauchen aufzuhören, muss ich heute eine schlimme Zeit durchmachen, und niemand weiß, wie lange sie dauert. Wir alle haben schon von Menschen gehört, die seit Jahren nicht mehr rauchen und noch immer das Verlangen nach einer Zigarette verspüren. Und man findet auch nie den richtigen Zeitpunkt zum Aufhören, es gibt immer irgendwelche Feiern oder stressige Situationen.

Auch das gehört zu den Finessen der Nikotinfalle, dass sie Raucher dazu bringt, den schrecklichen Tag immer wieder hinauszuschieben, die teuflischen Seiten des Rauchens zu ignorieren und, legitimiert durch fadenscheinige Ausreden, weiterzurauchen. Aus diesem Grund werden neunundneunzig Prozent aller Zigaretten unbewusst geraucht. Wäre sich ein Raucher bei jeder Zigarette klar darüber, dass er damit Krebs erregende Substanzen einatmet, dass er im Laufe seines Lebens Zehntausende von Mark für seine Sucht ausgeben wird und dass die gerade gerauchte Zigarette vielleicht diejenige ist, die den Krebs verursacht, verschwände damit auch die Illusion des Genusses.

Vielleicht fragen Sie sich, warum ich den gesundheitlichen Aspekt überhaupt erwähne, wenn ich der Meinung bin, dass Aufklärung über die tödlichen Auswirkungen des Rauchens Jugendliche nicht vor der Abhängigkeit bewahren kann – so wie man eine Fliege nicht von der Fleisch fressenden Pflanze fernhalten kann, indem man ihr sagt, die Pflanze würde sie verschlingen. Gelingt es Ihnen jedoch, die Fliege über die Funktionsweise der Falle aufzuklären, kann die Tatsache, dass die Pflanze sie verschlingen wird, ein Argument dafür sein, es nicht auf den Praxistest ankommen zu lassen.

Genial an der Nikotinfalle ist auch ihre Fähigkeit, Hindernisse sofort aus dem Weg zu räumen. Ein Jugendlicher behauptet vielleicht heute: »Auf keinen Fall würde ich mein gutes Geld dafür ausgeben«, und schon kurze Zeit später kauft er sich nicht nur einmal Zigaretten, sondern er kauft sie täglich und erklärt: »Wenn ich mir das Rauchen nicht leisten könnte, würde ich aufhören.«

Keine Sorge, Sie werden sich immer Zigaretten leisten können. Dafür garantiert schon der raffinierte Mechanismus der Falle. Vielleicht haben Sie dann nicht genügend zu essen, oder Ihre Kinder bekommen keine neue Kleidung, aber egal, ob Bettler oder Arbeitsloser, ein Raucher kann sich das Rauchen immer leisten.

»Wenn ich feststellen würde, dass es mir gesundheitlich schadet, würde ich mit Sicherheit aufhören!«

Haben Sie sich in letzter Zeit einmal kritisch im Spiegel betrachtet? Warum glauben Sie, hören Sie so ein Pfeifen im Brustkorb?

Ich habe auch schon diese Geschichten von Rauchern gehört, die sich lieber die Beine amputieren ließen, als das Rauchen einzustellen. Ich konnte das, wie viele andere Raucher damals, einfach nicht glauben, dass Rauchen die Hauptursache von

Lungenkrebs sei. Selbst heute weigern sich noch viele Raucher, die Fakten zu akzeptieren, obwohl es unwiderlegbare Statistiken gibt.

Rauchern fällt es nicht schwer, die Gefahr des Lungenkrebses zu ignorieren. Sie nehmen für sich das Risiko in Kauf. Aber angenommen, es gebe die Möglichkeit nachzuweisen, dass genau die nächste Zigarette, die Sie rauchen werden, den Krebs in Ihren Lungen auslösen würde. Glauben Sie, Sie würden diese nächste Zigarette wirklich rauchen? Nehmen wir an, Sie wüssten ganz sicher, dass das nächste Flugzeug, das Sie besteigen, abstürzen wird. Würden Sie dieses Flugzeug betreten? Ganz sicher nicht!

Wie aber kann jemand so unvernünftig sein und das Rauchen nicht einstellen, nachdem ihm sein Arzt eröffnet hat: »Wenn Sie nicht aufhören, werden Sie Ihre Zehen verlieren.« Sicher würde doch kein Raucher freiwillig seine Zehen für das Rauchen opfern, aber vielleicht denkt er ja, der Arzt würde nur bluffen, um ihn zum Aufhören zu bewegen. Also raucht er weiter und verliert seine Zehen.

Nun warnt ihn der Arzt: »Sie haben nicht aufgehört. Wenn Sie auch jetzt noch weiterrauchen, werden Sie den Fuß und vielleicht auch das Bein verlieren.« Ich kann mir nichts Schlimmeres vorstellen, als amputierte Beine. Und dennoch lassen viele Raucher, denen dies bevorsteht, nicht von ihrer Sucht ab. Sie wissen inzwischen genau, dass der Arzt es ernst meint, denn Sie *haben* bereits ihre Zehen verloren.

Kein Zweifel, Sie sind überzeugt davon, dass Sie, befänden Sie sich in der gleichen Situation, aufhören würden. Aber es ist wichtig zu verstehen, warum Sie vielleicht doch weiterrauchen würden. Ich war immer der Ansicht, dass es sich bei dieser Sorte von Rauchern um vereinzelte, fanatische Spinner handle. Warum ist mir eigentlich nie klar geworden, dass ich selbst längst zu diesen Spinnern gehörte? Mein Leben war bereits gefährdet – und trotzdem rauchte ich weiter. Auch dies ist ein typisches Phänomen jeder Art von Drogenabhängigkeit. Sie werden sich bewusst, dass die Droge Ihren Körper zerstört, ahnen aber nicht, dass sie auch Ihr Nervensystem, Ihr Selbstvertrauen und Ihren Mut zerstört; Sie glauben genau das Gegenteil, nämlich dass die Droge Ihre Hilfe ist. Je mehr die Droge Sie nach unten zieht, sowohl physisch als auch psychisch, umso mehr stützen Sie sich auf diese illusorische Krücke. Schließlich erreicht der elende Zustand ein Stadium, in dem Sie zu dem Schluss kommen: »Wenn mein Leben mit dieser Krücke schon so aussieht, muss es ohne sie einfach unerträglich sein.« Dabei verwechseln Sie Ursache und Wirkung.

Vor einigen Jahren hatte ich das Glück, eine Methode zu entdecken, mit der dem Raucher das Aufhören leicht fallen kann. Das ist eine simple Tatsache:

JEDEM RAUCHER KANN DAS
AUFHÖREN LEICHT FALLEN.

Allerdings ist es nicht immer leicht, jedem Raucher bewusst zu machen, dass das Aufhören einfach ist. Wir beide, Sie und ich, befinden uns in einer ähnlichen Position. Ich versichere Ihnen, dass es für Ihr Kind leicht ist, nicht in die Nikotin- oder eine andere Drogenfalle zu tappen, indem es ganz einfach den Konsum der ersten Dosis vermeidet. Doch angesichts der Ignoranz, der Gehirnwäsche und des Drucks von Gleichaltrigen ist es manchmal schwierig für Ihr Kind, der Versuchung der ersten Dosis zu widerstehen.

Ich erwähnte bereits an früherer Stelle den Film *Ich bin du* und wie wichtig es ist, dass Sie sich in die Lage Ihres Kindes versetzen, nicht gleichgültig alles hinnehmen, sich der Gefahren bewusst sind und den raffinierten Mechanismus der Falle verstehen. Das ist nicht ganz so einfach. Wir müssen sicherstellen, dass auch Ihr Kind das Wesen der Falle durchschaut.

Vielleicht fragen Sie sich, warum auch Sie das Buch lesen müssen, warum es nicht genügt, es Ihrem Kind in die Hand zu drücken.

Sie haben dieses Buch gekauft, weil Sie Angst haben, Ihr Kind könnte in eine Drogenfalle geraten. Vielleicht hat Ihr Kind nicht die gleiche Angst. In diesem Fall wird Ihr Sohn oder Ihre Tochter keine Notwendigkeit sehen, dieses Buch zu lesen; denn wie alle, die noch nicht mit dem Rauchen angefangen haben, wird er oder sie davon überzeugt sein, niemals diese erste Dosis zu nehmen. Und aus welchem Grund sollte Ihr Kind dieses Buch lesen wollen, wenn es diese Angst nicht hat? Wie auch immer, es ist Ihre Aufgabe, in ihm den Wunsch zu wecken, dieses Buch zur Hand zu nehmen. Wie das am besten zu bewerkstelligen ist, werde ich später erklären.

Drohender Lungenkrebs konnte mich nicht vom Rauchen abhalten. Ich wusste, das Rauchen würde mich umbringen. Wie die meisten Raucher dachte ich: »Mich wird es schon nicht treffen« oder »Ich werde schon rechtzeitig aufhören.«

In Bezug auf die Gesundheit gab es jedoch noch andere Aspekte, die ich erst entdeckte, nachdem ich aufgehört hatte. Ich bin fest davon überzeugt, dass diese mir, hätte ich während meiner Zeit als Raucher davon gewusst, das Aufhören erleichtert hätten. Ich bin mir ganz sicher, dass ich mir nie eine Zigarette angesteckt hätte, wenn ich sie vorher gekannt hätte. Vielleicht hilft es Ihrem Kind, die erste Zigarette nicht zu rauchen, wenn es informiert ist über

DIE AUSWIRKUNGEN DES RAUCHENS
AUF DIE GESUNDHEIT.

KAPITEL 8

Die Auswirkungen des Rauchens auf die Gesundheit

Ich will die Folgen von Krankheiten wie Lungenkrebs, Herzerkrankungen, Arteriosklerose, Thrombosen, Emphysemen, Angina, Bronchitis und Asthma auf keinen Fall verharmlosen. Sie sind allesamt ernst, und es ist ein unverzeihliches Verbrechen, dass unsere Gesellschaft bis zum heutigen Tag Millionen von Rauchern in diese Krankheiten und damit in ein langwieriges, qualvolles und vorzeitiges Sterben treibt. Aber aus Gründen, die ich bereits dargelegt habe, funktioniert eine Schockbehandlung nicht.

Ich wusste, dass mein Dauerhusten und meine häufigen Bronchitis- und Asthmaanfälle ursächlich mit dem Rauchen zusammenhingen. Aber damit konnte ich leben, diese Symptome würden mich nicht umbringen. Und ernstere Erkrankungen wie die oben genannten würden einen ganz oder gar nicht treffen; mit anderen Worten, wenn wir nicht von einer dieser Krankheiten befallen würden, kämen wir gänzlich ungeschoren davon.

Heute bin ich davon überzeugt, dass ich sofort mit dem Rauchen aufgehört hätte, wenn ich gesehen hätte, was in meinem Körper vor sich ging. Ich meine damit die gleichmäßig fortschreitende Beeinträchtigung des Blutkreislaufs. Das wäre noch nicht einmal so schlimm, wenn es nur dabei bliebe, dass wir durch das Rauchen unseren Körperzellen Sauerstoff und andere Nährstoffe vorenthalten, doch darüber hinaus muten wir ihnen noch zu, zahlreiche giftige Substanzen wie Nikotin, Kohlenmonoxid, Teer und andere Schadstoffe aufzunehmen.

Ernst zu nehmender noch als die durch diesen Prozess verursachte Kurzatmigkeit und Lethargie ist der Umstand, dass kein Organ und keine Muskelgruppe mehr in unserem Körper effizient arbeiten kann. Unser Immunsystem wird Schritt für Schritt zerstört.

Ein starker, gesunder Körper kann sich Krankheiten widersetzen. Unsere wirkungsvollste Waffe im Kampf gegen Krankheiten ist das Immunsystem. Die große Gefahr beim Rauchen besteht nicht darin, dass es auf direktem Weg zu Erkrankungen führt, sondern unser Immunsystem so weit beeinträchtigt, dass dieses nicht mehr optimal arbeiten kann.

Viele Ärzte führen inzwischen eine ganze Reihe von Erkrankungen auf das Rauchen zurück, wie etwa Diabetes, Kehlkopf- und Brustkrebs. Manche negativen Auswirkungen des Rauchens auf meine Gesundheit – Symptome, unter denen ich zum Teil jahrelang gelitten habe – wurden mir erst bewusst, nachdem ich eine ganze Weile nicht mehr rauchte.

Während ich arrogant jene Idioten und Fanatiker verachtete, die schon mehrere Bypassoperationen oder Amputationen der Beine hinter sich hatten, war mir nicht bewusst, dass ich selbst schon seit Jahren unter Arteriosklerose litt. Meine graue Gesichtsfarbe führte ich auf eine natürliche Veranlagung oder mangelnde Bewegung im Freien zurück. Nie wäre ich auf die Idee gekommen, dass sie von der Verstopfung meiner Blutgefäße herrührte. Als ich Mitte dreißig war, hatte ich Krampfadern, die wie durch ein Wunder verschwanden, nachdem ich das Rauchen eingestellt hatte. Ungefähr fünf Jahre, bevor ich aufhörte, hatte ich jenes Stadium erreicht, in dem ich Nacht für Nacht ein merkwürdiges Gefühl in meinen Beinen spürte. Es war kein schneidender Schmerz, kein Stechen, nur eine Art Kribbeln. Meine Frau musste mir jede Nacht die Beine massieren. Erst nach einem Jahr des Nichtrauchens fiel mir auf, dass ich diese Massagen nicht mehr brauchte.

Ungefähr zwei Jahre bevor ich aufhörte, fühlte ich von Zeit

zu Zeit heftige Schmerzen in der Brust. Damals befürchtete ich, es könnte sich dabei um die Symptome von Lungenkrebs handeln, heute glaube ich, es war eine Angina pectoris. Seit ich nicht mehr rauche, sind auch diese Schmerzen verschwunden.

Als ich ein Kind war, lief das Blut in Strömen, wenn ich mich geschnitten hatte. Damals machte mir das Angst. Niemand hatte mich darüber aufgeklärt, dass es sich beim Bluten um einen natürlichen und wichtigen Teil des Heilungsprozesses handelte und das Blut zum richtigen Zeitpunkt von selbst gerinnen würde. Ich befürchtete, Bluter zu sein. Als ich älter war, blutete ich selbst bei relativ tiefen Schnittwunden kaum. Aus der Wunde trat lediglich ein dickliches rot-braunes Sekret aus.

Die Farbe machte mir Sorgen. Ich bildete mir ein, unter irgendeiner Art von Blutkrankheit zu leiden. Die Konsistenz hingegen fand ich ganz in Ordnung, da ich nicht mehr so heftig blutete. Erst als ich nicht mehr rauchte, erfuhr ich, dass bei Rauchern das Blut stärker gerinnt und die braune Färbung durch Mangel an Sauerstoff hervorgerufen wird. Ich maß diesem Umstand damals keine allzu große Bedeutung bei, doch rückblickend finde ich diese Auswirkung des Rauchens auf meine Gesundheit am erschreckendsten von allen. Wenn ich mir vorstelle, wie mein armes Herz tagein, tagaus pausenlos diese zähe Masse durch verstopfte Blutgefäße pumpen musste, erscheint es mir wie ein Wunder, dass ich keinen Schlaganfall oder Herzinfarkt erlitten habe. Dadurch wurde mir klar, dass unser Körper unglaublich stark ist, vorausgesetzt natürlich, wir vergiften ihn nicht systematisch.

Als ich Mitte vierzig war, traten Leberflecken an den Händen auf. Ich versuchte, sie zu ignorieren, betrachtete sie als Zeichen vorzeitigen Alterns aufgrund des hektischen Lebens, das ich damals führte. Vier Jahre, nachdem ich mit dem Rauchen aufgehört hatte, berichtete ein Raucher in einem meiner Kurse, dass bei ihm die Leberflecken verschwunden sind, nachdem er nicht mehr rauchte. Ich hatte an meine gar nicht mehr gedacht. Erstaunlicherweise waren auch sie verschwunden.

So lange ich denken kann, flackerte es mir vor den Augen, wenn ich zu schnell aufstand; ganz besonders schlimm war es in der Badewanne. Ich fühlte mich benommen, so als würde ich gleich ohnmächtig werden. Ich brachte dieses Phänomen nie mit dem Rauchen in Verbindung, sondern hielt es für ganz normal und dachte, dass es jedem anderen ähnlich erginge. Erst fünf Jahre, nachdem ich das Rauchen eingestellt hatte, hörte ich von einem ehemaligen Raucher, dass er dieses Gefühl nun los sei. Da erst fiel mir auf, dass es auch bei mir nicht mehr aufgetreten war.

Vielleicht halten Sie mich nun für einen Hypochonder. Ich glaube, ich war einer, als ich noch rauchte. Eine der teuflischen Eigenschaften des Rauchens ist es, uns vorzugaukeln, Nikotin verleihe uns Mut, während in Wirklichkeit genau das Gegenteil passiert – es nimmt unseren ganzen Mut. Ich war schockiert, als ich meinen Vater sagen hörte, er würde keine fünfzig werden wollen. Dass ich zwanzig Jahre später genauso wenig Lebensmut besaß, wurde mir jedoch kaum bewusst. Als Kind hatte ich Angst vor dem Tod. Dann glaubte ich, Rauchen könne diese Angst beseitigen. Vielleicht tat es das auch. Wenn ja, trat an die Stelle dieser Angst etwas viel Schlimmeres, nämlich:

ANGST VOR DEM LEBEN

Ich glaube, wir haben uns nun mehr als genug mit dem Wesen der Nikotinfalle beschäftigt. Allein schon dieses Wissen könnte genügen, um Ihr Kind davor zu bewahren, in die Falle zu tappen. Doch meiner Meinung nach gibt es noch ein viel überzeugenderes Argument, das Ihrem Kind helfen kann, der Drogenabhängigkeit zu entgehen.

Vergleichen Sie das Problem, Ihr Kind von der ersten Probierzigarette fern zu halten, mit dem Versuch, Ihren Rasen unkrautfrei zu halten. Oder damit, ein bestimmtes kommerzielles Produkt vom Markt zu verbannen. Sie können verhindern, dass das Produkt weiter angeboten wird. Ihr Rasenproblem könnten Sie auf einfache Weise lösen, indem sie den Rasen Tag und Nacht überwachen und jeden Unkrautsamen, der darauf landet, sofort beseitigen.

Sagte ich auf einfache Weise? Man braucht nicht besonders

viel Fantasie, um sich vorzustellen, dass dies unmöglich ist. Und doch ist das einer der maßgeblichen Lösungsansätze, mit denen die Behörden das Drogenproblem in den Griff bekommen wollen.

Verbot von Marihuana, keine Abgabe von Zigaretten oder Alkohol an Jugendliche unter einer bestimmten Altersgrenze. Hat man denn gar nichts aus den Erfahrungen der Prohibition gelernt? Brauchen wir wirklich noch Experimente? Ist es nicht für jedermann ersichtlich, dass eine Einschränkung des Angebots nicht zu einem Rückgang der Nachfrage führt, sondern diese verstärkt?

Den Rasen schützt man am wirkungsvollsten gegen Unkraut, indem man ihn so behandelt, dass er nicht anfällig dafür ist. Man sorgt also für eine ausreichend dicke Grasnarbe, in der Unkrautsamen wenig Platz für Vermehrung und Wachstum finden.

Sie möchten wissen, was das mit Ihrem Kind und dem Rauchen zu tun hat? Es ist sehr ähnlich. Das Gras auf Ihrem Rasen ist ebenfalls ein sich schnell vermehrendes »Unkraut«. Denken Sie nur daran, wie rasch es in die Gemüsebeete hineinwächst, wenn man es nicht daran hindert, sich auszubreiten. Also befindet sich Ihr Rasen von Anfang an im Vorteil.

Auch Ihr Kind befindet sich gegenüber der Gefahr der Drogenabhängigkeit zunächst im Vorteil. Jeder Mensch auf unserem Planeten weiß instinktiv, dass das Einatmen tödlicher Gifte der Lunge Schaden zufügt, und Jugendliche hassen das Rauchen, bis sie selbst abhängig werden. Doch unsere Kinder haben auch einen großen Nachteil mit auf ihren Weg bekommen, denn anstatt sie in ihrem Denken so vorzubereiten, dass Drogen bei ihnen keine Angriffsfläche finden, haben wir sie von Geburt an einer Gehirnwäsche unterzogen, die sie glauben machen soll, ohne Zigaretten physisch und psychisch nicht vollständig zu sein und ohne sie nicht existieren zu können.

Es ist erschreckend, dass in unserer Zeit offensichtlich alle Jugendlichen auf der Suche nach einer Pille oder einer anderen Krücke sind, als habe unser Schöpfer etwas Lebenswichtiges bei ihnen vergessen.

Dieses Gefühl, nicht vollkommen zu sein, endet nicht mit

dem Erwachsenwerden, es setzt sich fort durch alle Altersstufen. Wir haben in unseren Kursen schon erlebt, wie erfolgreiche Manager vor Angst zitterten: »Wie soll ich bloß ohne Zigarette ans Telefon gehen?« Wir antworten dann: »Aber das Telefon wird Sie nicht beißen oder explodieren, Ihr Stress beruht lediglich auf der Illusion, von Nikotin abhängig zu sein, Nichtraucher kennen dieses Problem überhaupt nicht!«

Die westliche Gesellschaft hat eine Rasse von Neurotikern und Hypochondern hervorgebracht, die davon überzeugt ist, ohne Pillen nicht leben zu können. Das schieben wir nur zu gerne auf den schrecklichen Stress, unter dem wir stehen. Welcher schreckliche Stress? Echten Stress haben wir schon lange aus unserem Leben verbannt. Oder fürchten Sie etwa, von einem wilden Tier angefallen zu werden, wenn Sie das Haus verlassen? Machen Sie sich ernsthaft Sorgen, wie Sie Ihre nächste Mahlzeit beschaffen können oder ob Sie eine sichere Bleibe für die Nacht haben?

Vergleichen Sie unser Leben mit dem eines Tiers in freier Wildbahn. Der Tagesablauf eines Hasen dreht sich einzig und allein um das Überleben. Selbst in seinem Bau ist er nicht sicher. Und dennoch hat er eine ungleich höhere Fortpflanzungsrate als der Mensch. Er kann eine Familie ernähren, und der Durchschnittshase wirkt auch noch bei weitem glücklicher als der Durchschnittsmensch. Er verfügt von Natur aus über Adrenalin und all die anderen Drogen, die er zum Überleben braucht. Genau wie wir! Der Mensch ist die Krone der Schöpfung. Er beherrscht schon seit Hunderttausenden von Jahren diesen Planeten, und zwar ohne Drogen oder Pillen.

Sehen wir uns die Kehrseite der Medaille an. Vor kurzem kam in den Nachrichten, dass bei einer Umfrage auf einem »Rave« siebenundachtzig Prozent der Jugendlichen zugaben, unter Wirkung einer Droge zu stehen (zusätzlich zu Nikotin und Alkohol).

Warum haben wir das Gefühl, das Ausgehen nicht genießen zu können, wenn wir nicht rauchen und/oder trinken und/oder andere chemische Drogen konsumieren?

Beobachten Sie einmal Kinder auf einer Geburtstagsparty.

Zu Beginn sind sie scheu, aber schon wenige Minuten später stellen sie das Zimmer auf den Kopf. Sie brauchen dazu weder Nikotin, Alkohol noch andere Stimulanzien. Echte Hochstimmung entsteht allein schon durch die Freude am Leben!

Doch wer vermittelt ihnen das Gefühl, noch nicht ganz vollständig zu sein, Nikotin, Alkohol und andere Drogen zu benötigen, um das Leben genießen oder überhaupt damit fertig werden zu können? Sind es die bösen Nikotin-, Alkohol- oder Drogendealer? Nein. Die decken nur den Bedarf. Die westliche Gesellschaft an sich verursacht die Leere in den Köpfen unserer Kinder und Jugendlichen, und zwar auf vielfältige Art und Weise. Betrachten wir uns einige dieser Mechanismen, und überlegen wir uns, wie wir gegen sie vorgehen können. Von Geburt an sind wir einer der wirkungsvollsten Methoden ausgesetzt, der

GEHIRNWÄSCHE.

KAPITEL 9

Die Gehirnwäsche

Unabhängig davon, ob Sie selbst Raucher, ehemaliger Raucher oder Nichtraucher sind, bin ich davon überzeugt, dass Sie Ihr Kind, sobald es das nötige Verständnis dafür besaß, über die negativen Folgen und die Gefahren des Rauchens sowie anderer Drogen aufgeklärt haben.

Wenn Sie selbst rauchen, war das komplette Zeitverschwendung, und wenn Sie Ihr Kind wirklich vor der Abhängigkeit bewahren wollen, müssen Sie als Erstes selbst mit dem Rauchen aufhören. Vielleicht geraten Sie jetzt in Versuchung, dieses Buch in den nächsten Mülleimer zu werfen. Aber zuvor möchte ich Sie noch ermutigen, schon allein aus egoistischen Gründen mit dem Rauchen aufzuhören. Ich verspreche Ihnen, Sie werden das Leben viel intensiver genießen. Außerdem sind die Chancen größer, Ihr Kind vor dem Rauchen zu bewahren. Aber auch wenn Sie weiterrauchen, besteht die Möglichkeit, dass Ihr Kind Nichtraucher bleibt – trotz und nicht wegen Ihres Einflusses. Wie sollten Sie auch in der Lage sein, Ihrer Tochter oder Ihrem Sohn den raffinierten Mechanismus der Nikotinfalle zu erklären, wenn Sie ihn selbst nicht durchschauen?

Von Geburt an waren Ihre Kinder täglich jener massiven Gehirnwäsche ausgesetzt, die ihnen vermittelt, Zigaretten wirkten entspannend, förderten die Konzentration und würden gegen Langeweile oder Stress helfen. Wie lautet im Film meist die letzte Frage eines Todeskandidaten kurz vor seiner Hinrichtung? »Kann ich eine Zigarette haben?« Dem Zuschauer wird dadurch vermittelt: »Das Kostbarste auf Erden, das, was ich mir vor meinem Tod am meisten wünsche, ist eine Zigarette.« Man könnte es aber auch so sehen: »Mir wird gleich etwas Schreckliches widerfahren, und in dieser Situation gibt es nichts Hilfreicheres als eine Zigarette.« Kann man sich eine wirkungsvollere Werbung für Zigaretten vorstellen?

Immer wenn im Film ein Ehemann vor dem Kreißsaal wartet, raucht er pausenlos. Wenn das Baby da ist, werden Zigarren ausgegeben. Die Botschaft ist eindeutig: Rauchen hilft bei Stress und eignet sich hervorragend zum Feiern, wenn die Spannung vorüber ist.

In Filmen, Theaterstücken und Fernsehsendungen ist die Zigarette allgegenwärtig, sei es beim Feiern, beim Sex, bei Stress oder Langeweile, zur Entspannung oder Konzentration – und wir glauben es. *Selbst Nichtraucher glauben es!* Letztere haben lediglich die Einstellung, solange ich es nicht kenne, werde ich es auch nicht vermissen.

Man könnte nun ins Feld führen, dass unsere Kinder täglich auch damit konfrontiert werden, dass Rauchen ungesund, teuer, unsozial und schmuddelig sei. Richtig, aber das trifft erst zu, wenn man abhängig ist, und niemand kann sich zunächst vorstellen, tatsächlich einmal abhängig zu werden. Und solange man weiterhin glaubt, Rauchen helfe gegen Stress (und wer hat nicht gelegentlich Stress) oder stärke das Selbstvertrauen, hält man es auch nicht für gefährlich, eine Zigarette zu rauchen.

Ironischerweise fällt es den meisten Rauchern angesichts aller Versuche der Gesellschaft, sie durch Angst oder soziale Ächtung vom Rauchen abzubringen oder das Rauchen an bestimmten Orten zu verbieten, noch schwerer aufzuhören. Den gleichen Effekt hätte eine Reduzierung des Angebots, was die Zigaretten nur noch attraktiver machen würde. Die Argumente gegen das Rauchen sind so zahlreich, so überzeugend und so logisch, die Argumente dafür so dürftig, schwach und unlogisch, dass der Raucher nur zu einer Folgerung gelangen kann: Entweder bietet das Rauchen mir immensen Genuss oder große Hilfe, oder es übt unglaubliche Macht über mich aus, denn warum würde ich es sonst tun? Oder warum würden Millionen anderer noch rauchen?

Ja, warum? Weil die Falle so genial ist. Doch warum sollten unsere intelligenten Jugendlichen nicht das Gleiche daraus folgern: Warum sollten Raucher ein Vermögen ausgeben und so große Risiken eingehen, wenn es ihnen nicht großes Vergnügen bereiten oder in anderer Weise Vorteile bringen würde? Immer wenn Ihr Kind sieht, wie eine andere Person sich eine Zigarette oder Zigarre ansteckt, wird ihm damit die Botschaft vermittelt: »Es ist ein Genuss und/oder eine Hilfe für mich.«

Die Gehirnwäsche bleut uns von frühester Kindheit an ein, dass Jugendliche sich erwachsener fühlen können, wenn sie rauchen, dass Zigaretten einen richtigen Mann oder die Frau von Welt ausmachen. Ist es ein Wunder, dass früher jeder große Billard- oder Dartspieler auch starker Raucher war? Und selbst in athletischeren Sportarten wie Kricket oder Football waren viele der großen Idole Raucher.

Zum Glück sind die erfolgreichen Billardspieler heute meist Nichtraucher. Auch das hat dazu beigetragen, den Mythos, Zigaretten seien entspannend und würden die Nerven stabilisieren, aus der Welt zu schaffen. Aber es hat keinen Sinn, dass ich Ihnen etwas beschreibe und Sie zustimmend nicken. Sie müssen nicht nur Ihre Kinder aufklären, Sie müssen mir helfen, auch dem Rest der Gesellschaft über die dunklen Seiten des Rauchens und andere Formen der Drogenabhängigkeit die Augen zu öffnen.

Unsere Gesellschaft unterliegt dem Irrtum, man könne Raucher zum Aufhören bewegen und Jugendliche vom Rauchen abhalten,

INDEM MAN IHNEN ERKLÄRT,
WARUM SIE NICHT RAUCHEN SOLLEN.

Aber warum kommt keiner auf die Idee, dass Raucher nicht aus jenen Gründen rauchen, aus denen sie nicht rauchen sollten, und der einzige Weg, ihnen zu helfen, darin besteht,

DIE ILLUSIONEN ÜBER DAS RAUCHEN
AUS DER WELT ZU SCHAFFEN?

Man kann einen Jugendlichen nicht vom Rauchen abhalten, indem man ihm all die Gründe darlegt, derentwegen er nicht rauchen sollte, sondern indem man

ALLE BEWEGGRÜNDE BESEITIGT,
DIE IHN DAZU VERANLASSEN KÖNNTEN,
DIE ERSTE ZIGARETTE ANZUZÜNDEN.

Jeder Raucher weiß, dass er ein Idiot ist, und unsere Kinder sind sich ebenfalls der Schädlichkeit des Rauchens bewusst. Doch in unserer Gesellschaft hält sich hartnäckig der Mythos, es gebe auch eine gute Seite, das Rauchen biete echte Hilfe oder wirklichen Genuss. Und auch der Mythos, Rauchen sei eine Gewohnheit und jeder Raucher rauche aus freien Stücken, ist nicht aus der Welt zu schaffen.

Bringen Sie Ihren Protest zum Ausdruck, wann immer Sie jemanden diesen Mythos verteidigen hören, sei es eine Einzelperson, sei es im Radio oder Fernsehen oder in einem Zeitschriftenartikel! Klären Sie Ihre Kinder über die Wahrheit auf.

Vor ein paar Jahren noch war der Spruch »Einen für den Heimweg« eine allgemein verbreitete und freundlich gemeinte Aufforderung für einen Gast, der gerade am Gehen war, noch ein Glas zu trinken. Innerhalb weniger Jahre hat die Kampagne »Kein Alkohol am Steuer« diese Haltung ins Gegenteil verkehrt – nur bei einigen wenigen Dinosauriern zeigt sie bis heute keine Wirkung.

Alle Raucher wünschen sich, sie hätten nie angefangen. Jeder möchte insgeheim aufhören. Doch weil alle Raucher sich dumm fühlen, erscheint es ihnen notwendig, sich für ihre Idiotie zu rechtfertigen.

Es ist schon merkwürdig, dass immer nur andere Raucher uns zur ersten Probierzigarette verführen. Und sie sind es auch, die uns, nachdem wir in die Falle getappt sind und uns mit Erfolg wieder aus ihr befreit haben, das Gefühl vermitteln, etwas zu versäumen.

Die Wirkung der massiven Gehirnwäsche auf unsere Kinder ist leicht nachzuvollziehen, und es würde fast schon an ein

Wunder grenzen, wenn eines von ihnen noch der Meinung wäre, Rauchen bedeute keinen Genuss oder biete keine Hilfe. Parallel dazu erfolgt durch die Gesellschaft noch jene andere Gehirnwäsche, die unseren Jugendlichen vermittelt, es existiere eine gewisse Leere in ihrem Leben, ihnen würde etwas fehlen und sie seien auf die Substitution von chemischen Substanzen angewiesen. Das hat den Effekt,

DASS WIR UNS FÜR SCHWACH UND
VERLETZLICH HALTEN.

KAPITEL 10

Wir halten uns für schwach und verletzlich

In unserer westlichen Gesellschaft behandeln wir Schwangerschaft und Geburt schon fast wie eine Krankheit. Die Mutter bedarf prä- und postnataler Überwachung und Betreuung. Das Baby wird verhätschelt und verwöhnt, als sei es das zerbrechlichste Wesen auf Erden.

Verstehen Sie mich nicht falsch, ich will damit keineswegs sagen, wir sollten uns nicht um Mutter und Kind sorgen und sie beschützen, aber wir müssen auch akzeptieren, dass sie sich dadurch schwach und angreifbar fühlen.

Von Geburt an unterliegen wir einer Gehirnwäsche, die uns glauben machen will, wir könnten ohne Pillen und Medikamente nicht existieren. Bei jedem Anflug von Erkältung oder Grippe, Durchfall, Magenverstimmung, Verstopfung, Kopf- oder Bauchschmerzen, Rückenschmerzen und so weiter rennen wir zum Arzt oder in die Apotheke oder greifen zu einem Medikament in unserer bestens ausgestatteten Hausapotheke. Wir nehmen Tabletten zum Schlafen, zur Entspannung und zum Aufputschen.

Ich habe lange Zeit unter Verstopfung und Magenverstimmungen gelitten. Und ich hielt sowohl meine Beschwerden als auch die vielen Medikamente, die dagegen helfen sollten, für etwas völlig Normales.

Warum hat kein Mensch mich früh genug darüber aufgeklärt, dass der menschliche Körper nicht auf Krankheiten programmiert ist, dass Verstopfung und Magenverstimmungen von falschem Essen verursacht werden und man dieses Problem nur lösen kann, wenn man seine Ernährung entsprechend ändert, und nicht indem man tablettensüchtig wird.

Betrachtet man die ganze Zeitspanne, die der Mensch auf diesem Planeten schon lebt, als einen Tag, entstand die Abhängigkeit von Tabletten und Medikamenten innerhalb einer Mikrosekunde. Wie konnten unsere Vorfahren ohne sie existieren? Wie können Tiere in freier Wildbahn ohne sie überleben?

Was immer Sie für richtig oder falsch halten, fest steht, dass die Gehirnwäsche uns vermittelt, körperlich schwach und anfällig zu sein. Wir können nicht einmal unsere Zähne mit einer einfachen Zahncreme putzen, nicht ohne parfümierte Seife oder Gel duschen, unsere Haare nicht ohne Shampoo mit Duftstoffen waschen. Manch einer hält es sogar für notwendig, seinen Körper mit Puder einzustäuben.

Es ist schon schlimm genug, dass wir uns zu einer Gesellschaft von Hypochondern entwickelt haben, doch einer der beunruhigensten Aspekte in Bezug auf Drogenabhängigkeit ist jener, dass inzwischen auch viele körperlich starke Menschen, unsere Sportidole nämlich, ihre Gesundheit opfern, zu Betrügern werden und ihren Sport ruinieren, weil sie glauben, ohne Drogen nicht auszukommen.

Die Illusion der körperlichen Abhängigkeit ist schon schlimm genug, noch folgenschwerer ist jedoch die Vorstellung, wir seien auch mental unvollkommen, die Überzeugung,

WIR BRAUCHEN ETWAS FÜR UNSERE NERVEN.

KAPITEL 11

Wir brauchen etwas für unsere Nerven

Der Mensch hat im Vergleich zu anderen Lebewesen einen entscheidenden Vorteil. Wir verfügen über Intelligenz, andere Arten handeln rein instinktiv. Instinkt ist jedoch eine Folge der Evolution, des Prozesses der natürlichen Selektion, in deren Verlauf alle Arten lernen, wie sie am besten überleben können. Dieser empirische Prozess ist seit mehr als drei Milliarden Jahren in Gang, eine unglaublich lange Zeit des Experimentierens.

Wer von uns kennt nicht die Demütigung, sich, nachdem man eine seiner Meinung nach absolut rationale Entscheidung getroffen hat, von jemand Älterem oder Höhergestelltem sagen lassen zu müssen: »Ich mache das schon seit zwanzig Jahren, wenn du das auch einmal so lange gemacht hast, werde ich auf dich hören, bis dahin tust du, was ich sage.« Wenn Sie nicht ein überzeugendes Argument dafür haben, Ihre abweichende Position zu untermauern, wäre es ganz schön unklug, gegen jemanden anzukämpfen, der seit über zwanzig Jahren Erfahrung auf einem bestimmten Gebiet hat. Wie unglaublich ignorant ist es erst, einer Erfahrung von über drei Milliarden Jahren zu widersprechen.

Wann immer Sie Ihrem Verstand erlauben, sich über Ihre natürlichen Instinkte hinwegzusetzen, handeln Sie überaus dumm und, so paradox es klingen mag, unintelligent.

Wie erkennen wir den Unterschied zwischen Nahrungsmitteln und Giften? Das ist einfach, wir lernen es von unseren Eltern, und solange wir klein sind, werden Giftstoffe von uns fern gehalten. Haben Sie aber schon einmal darüber nachgedacht, wie Tiere in freier Wildbahn zwischen Nahrungsmitteln und Giften unterscheiden können?

Versetzen Sie sich einmal in die Lage unseres Schöpfers. Sie haben unglaubliche Anstrengungen unternommen, um diese große Vielfalt an Lebewesen zu erschaffen, doch wie können Sie vermeiden, dass diese sich nicht gleich nach ihrer Geburt vergiften? Ich glaube, ich habe eine einfache und doch geniale Lösung für dieses Problem gefunden. Ich würde jedes Lebewesen mit Geruchs- und Geschmackssinn ausstatten und die giftigen Stoffe übel riechen, Nahrungsmittel hingegen gut riechen lassen.

Das ist natürlich nicht meine Erfindung, sondern die unseres Schöpfers. Ein klassisches Beispiel für eine Situation, in der wir es zulassen, dass unsere Intelligenz den Instinkt überrumpelt, ist die erste Zigarette, die wir rauchen. Alle Tiere, und in diesem Fall auch der Mensch, hassen den Geschmack und Geruch von Tabak, bevor sie selbst abhängig werden. Wenn Sie noch Zweifel haben, blasen Sie doch einmal Ihrem Haustier Zigarettenrauch ins Gesicht. Ein intelligenter Mensch empfindet die ersten Züge an einer Zigarette als unangenehm, damit signalisiert der Körper: »Das ist Gift, lass die Finger davon!« Wenn wir nur unserem natürlichen Instinkt folgen würden!

Wir empfinden Angst, Schmerz und Aufregung als unangenehm, aber in Wirklichkeit verdanken wir diesen Empfindungen unser Überleben. Ohne Angst vor Höhe, Wasser, Feuer oder Angriffen würden wir ohne Not Risiken eingehen und damit unser Leben gefährden. Schmerz ist das Signal des Körpers, dass etwas mit ihm nicht stimmt und unser Immunsystem eingreifen muss. Es gibt Menschen, die kein oder nur ein sehr geringes Schmerzempfinden besitzen. Sie können auch schwere Verletzungen relativ einfach ertragen. Wenn Sie in einen Nagel treten, wird der Schmerz Sie davon abhalten, noch stärker aufzutreten. Wenn wir uns gegen einen heißen Ofen lehnen, werden wir sofort das Weite suchen. Doch ein Mensch, der keinen Schmerz fühlt, wird weiter auf den Nagel steigen und sein Ungeschick erst bemerken, wenn er den Fuß wieder hochhebt. Er wird auch am Ofen lehnen bleiben und die Hitze erst realisieren, wenn er den Geruch von verbranntem Fleisch wahrnimmt.

Mit einem sehr anschaulichen Beispiel, welche schwer wiegenden Folgen Tabletten und Schmerzmittel nach sich ziehen können, wurde ich vor nicht allzu langer Zeit konfrontiert, als ich mit meinen Nichtraucherkursen begann. Ich fand mich plötzlich in der Situation wieder, zehn Stunden täglich, sieben Tage die Woche in einem völlig verrauchten Raum vor anderen Menschen zu sprechen. Kein Wunder, dass ich regelmäßig unter schmerzhafter Halsentzündung litt. Meine Frau Joyce entdeckte eine Art Wunderpille, die Sie vielleicht aus Anzeigen kennen. Diese Tabletten bewirken tatsächlich so etwas wie ein Wunder, denn innerhalb von Sekunden verschwanden die Schmerzen, und ich konnte ungehindert weitersprechen.

Doch ich hatte einen gewissen Verdacht, dass die Entzündung nicht die eigentliche Krankheit war. Die Krankheit bestand darin, dass ich einfach zu viel redete. Die Halsschmerzen waren das, was im Auto das aufblinkende Ölwarnlämpchen ist. Sie signalisierten mir, dass ich zu viel redete und meiner Stimme Ruhe gönnen sollte. Die Tabletten beseitigten nicht die Ursache, sondern brachten lediglich die Symptome, also den Schmerz, zum Verschwinden. Sie erlaubten mir, das zu tun, was ich besser hätte bleiben lassen sollen, nämlich so viel zu sprechen. Und sie hatten noch eine weitere negative Wirkung. Indem ich die Symptome durch Einsatz von Schmerzmitteln beseitigte, schnitt ich den Signalen, dass etwas nicht stimmte, den Weg zum Gehirn ab, was wiederum mein Immunsystem in Alarmbereitschaft versetzt hätte.

Nun braucht man nicht allzu viel Fantasie, um sich vorzustellen, dass man das Problem eines aufblinkenden Ölwarnlämpchens nicht dadurch löst, indem man das Glühbirnchen entfernt. Doch genau das war meine Taktik, als ich diese Tabletten nahm.

Wenn nun der Eindruck entstanden ist, ich will Sie davon abhalten, irgendwelche Tabletten zu nehmen, die ein Arzt Ihnen verschrieben hat, so ist das nicht meine Absicht. Noch immer verordnen zahlreiche Ärzte Nikotinkaugummis oder -pflaster, um Rauchern das Aufhören zu erleichtern, aber es wird damit nur erschwert. Ich will nicht bestreiten, dass es viele Raucher gibt, die es mit solchen Täuschungsmanövern geschafft haben, erfolgreich aufzuhören, und dies auf die Kaugummis oder Pflaster zurückführen. Aber ich weiß sicher, dass sie es nicht wegen, sondern trotz Kaugummi oder Pflaster geschafft haben.

Bevor Sie irgendeine Art von Tabletten oder Medikamenten einsetzen, sei es für Sie selbst oder Ihre Kinder, bitte ich Sie, diese nicht nur anzuwenden, weil Ihr Arzt oder Apotheker sie Ihnen verordnet oder empfohlen hat, sondern sich kundig zu machen, auf welche Weise sie wirken. Schalten Sie Ihren gesunden Menschenverstand ein, und verlassen Sie sich auf Ihren natürlichen Instinkt. Insbesondere sollten Sie immer daran denken, dass Schmerzmittel Schmerzen nicht beseitigen. Versuchen Sie stets, die Ursache der Schmerzen herauszufinden und, wenn irgend möglich, dort mit Ihrer Therapie anzusetzen.

Möglicherweise kommt es Ihnen auch so vor, als würde ich zwei völlig verschiedene Dinge vermischen. Was Sie interessiert, ist die Frage, wie Sie Ihr Kind davor bewahren können, von gefährlichen, in die Sucht führenden Drogen wie Nikotin, Marihuana, Ecstasy, Kokain oder Heroin abhängig zu werden, wohingegen ich diese in einen Topf mit im Grunde Drogen zur Heilbehandlung, wie sie vom Arzt verordnet werden, zu werfen scheine.

Aber es ist nicht einfach, hier eine klare Grenze zu ziehen. Die große Mehrzahl der Drogen, die heutzutage das Leben von Jugendlichen zerstört, wurde ursprünglich von Ärzten verordnet. Bedenken Sie auch, dass eines der Hauptziele dieses Buches darin besteht, den Glauben daran auszurotten, es herrsche in Gehirn und Körper des Menschen ein gewisses Defizit, und wir müssten es durch Substitution eines Mittels ausgleichen.

Die nachhaltigste Auswirkung der Gehirnwäsche ist jedoch, dass sie das Gefühl vermittelt, wir bräuchten etwas für unsere Nerven. Ich erinnere mich an eine ganz bestimmte Gruppe in den Anfängen meiner Kurstätigkeit. Ich hatte größte Schwierigkeiten, an eine Frau heranzukommen, die davon überzeugt war, schwache Nerven zu haben und deshalb die Zigaretten zu brauchen. Es war ausgesprochen heiß an diesem Tag, und wir hatten die Tür geöffnet. Plötzlich fiel sie zu, und die Frau machte vor Schreck einen Satz in die Luft. Daraufhin erklärte sie: »Sehen Sie, wie es um meine Nerven bestellt ist?«

Draußen auf dem Rasen pickten einige Stare nach Nahrung. Ich klopfte ganz sacht an die Terrassentür. Alle Vögel flogen im Bruchteil einer Sekunde davon. Ich fragte die Frau: »Glauben Sie, die haben auch schwache Nerven?«

»Ja, offensichtlich ist das der Fall. Warum wären sie sonst so schnell weggeflogen?«

»Weil dieses leise Geräusch auch eine Katze oder eine andere Bedrohung hätte sein können.«

»Aber es war keine Katze, es bestand keine Gefahr, sie hatten keinen Grund zur Panik.«

»Doch, das hatten sie, wenn einer von ihnen in Ruhe abgewartet hätte herauszufinden, ob es wirklich eine Katze war, und es wäre eine Katze gewesen, wäre dieser Vogel jetzt tot. Die Stare hatten keine schwachen, sondern gute Nerven, diese Nerven sind ihr Schutz und sichern ihr Überleben. Genauso verhält es sich mit der Tür. Im Grunde schreckten wir beide zusammen. Das war eine absolut natürliche Reaktion, das Zuschlagen der Tür signalisierte eine unbekannte Gefahr. Uns beide unterscheidet nur, dass ich mir deshalb keine Sorgen machte. In dem Moment, in dem ich feststellte, dass keine Gefahr drohte, hatte ich auch kein Problem mehr. Sie hingegen sind noch immer nervös und unruhig, aber nicht, weil die Tür zufiel, sondern durch die Wirkung des Nikotins in Ihrem Körper.«

Viele Ärzte erkennen heute, dass Drogen wie Valium oder Librium mehr Probleme schaffen, als sie zu lösen imstande sind. Diese Drogen entfalten eine ähnliche Wirkung wie Alkohol, sie lenken die Aufmerksamkeit vom eigentlichen Problem ab, tragen aber nicht zu seiner Lösung bei. Wenn die Wirkung der Droge nachlässt, ist die nächste Dosis erforderlich. Aber da die Droge an sich ein Gift darstellt, hat sie auch physische und psychische Auswirkungen, und der Körper wird allmählich immun gegen sie. Nun hat der Abhängige immer noch sein ursprüngliches Problem und zusätzlich den körperlichen und mentalen Stress, der aus der Abhängigkeit von jener Droge entsteht, die seinen Stress eigentlich beseitigen sollte.

Früher oder später ist die Immunität gegen die Droge so groß, dass sie nicht einmal mehr die Illusion einer Erleichterung hervorzurufen vermag. Nur allzu oft sucht man die Rettung dann darin, größere und häufigere Dosen der gewohnten Droge zu verabreichen oder dem Patienten ein anderes, stärkeres und noch schädlicheres Präparat zu verschreiben. Dieser ganze Prozess gleicht einem sich kontinuierlich beschleunigenden Fall ins Bodenlose.

Viele Ärzte rechtfertigen den Griff zu solchen Drogen durch das Argument, sie wollen den Patienten vor einem Nervenzusammenbruch bewahren. Doch auch hier versucht man lediglich, die Symptome zu beseitigen. Ein Nervenzusammenbruch ist keine Krankheit, im Gegenteil, er ist Teil eines Heilungsprozesses, ein weiteres rotes Warnlämpchen. Es ist die Sprache der Natur, um zu signalisieren: Mit noch mehr Problemen, noch mehr Stress oder noch größerer Verantwortung werde ich nicht mehr fertig. Mir steht es bis oben. Ich brauche Ruhe. Ich brauche eine Pause!

Willensstarke, dominante Personen tendieren leider dazu, sich zu viel Verantwortung aufzubürden. Das geht so lange gut, wie sie den Überblick behalten und alles im Griff haben. Doch im Leben eines jeden Menschen gibt es Phasen, in denen mehrere Probleme zusammenkommen. Beobachten Sie nur einmal Politiker, die sich um ein hohes Amt bewerben. Sie scheinen allesamt starke, rationale, entscheidungsfähige und positiv denkende Menschen zu sein. Sie haben für alle unsere Probleme einfache Lösungen parat. Doch sobald sie ihr Ziel erreicht haben, sind sie kaum mehr wieder zu erkennen. Nun tragen sie *wirklich* die ganze Verantwortung für ein Amt und haben sich zu negativ denkenden, zaudernden Menschen verwandelt.

Unabhängig davon, wie schwach oder stark wir sind, muss jeder von uns hin und wieder Rückschläge einstecken. Wozu tendieren wir in solchen Situationen natürlicherweise? Wir stützen uns auf die herkömmlichen Krücken: *Alkohol* oder *Tabak*. Ich sagte *natürlicherweise*. Aber daran ist überhaupt nichts *Natür-*

liches! Wir waren nur von Geburt an einer entsprechenden Gehirnwäsche ausgesetzt.

Die einzig richtige Antwort auf Stress ist, die Ursache zu beseitigen. Es hat keinen Sinn, sich vorzumachen, der Stress sei überhaupt nicht vorhanden. Ob Stress nun real existiert oder eingebildet ist, macht keinen Unterschied – die Droge lässt sowohl die Realität als auch die Illusion nur noch schlimmer erscheinen.

Ich bin nun schon auf einige Aspekte eingegangen, wie die Gesellschaft mit den Mitteln der Gehirnwäsche versucht, unsere Jugendlichen dahingehend zu beeinflussen, sie benötigten sowohl körperlich als auch mental Unterstützung von außen – und die könnten sie sich durch Tabletten oder Drogen verschaffen. Damit kommen wir zu einer weiteren Illusion, mit der wir das Selbstvertrauen unserer Kinder erschüttern:

DIE SCHULZEIT IST DIE SCHÖNSTE
ZEIT DES LEBENS.

KAPITEL 12

Die Schulzeit ist die schönste Zeit des Lebens

Hier haben wir es mit einer absoluten Fehleinschätzung zu tun, und Sie brauchen nur dieses Buch zu lesen oder den an früherer Stelle erwähnten Film *Ich bin du* anzusehen, um diesen Mythos zu entlarven.

Wir alle sind uns wohl darin einig, dass sich für jedes Lebewesen auf der Erde der Stress, dem es im Leben ausgesetzt ist, eigentlich immer weiter reduzieren sollte. Und ich nehme an, dass die meisten Menschen nichts gegen einen Hauptgewinn im Lotto hätten. Doch was mich angeht, halte ich die Chancen, dies zu erreichen, für so gering, dass es mir nicht einmal der Mühe wert erscheint, es zu versuchen.

Doch jeder einzelne Mensch verdankt sein Leben einem Treffer in einer Lotterie, in der die Chancen noch viel schlechter standen. Die Chancen nämlich, dass jene Samenzelle, die einen Teil von Ihnen ausmacht, als Erste auf jene Eizelle trifft, die für den anderen Teil verantwortlich ist, standen eins zu Millionen.

Aus naheliegenden Gründen können wir uns an den Stress, der mit diesem Wettlauf verbunden war, nicht mehr erinnern, doch es muss dabei ganz schön hektisch zugegangen sein. Und ebenso wenig erinnern wir uns an die im Leben wohl stressigste Situation überhaupt – an unsere Geburt. Aber es bedarf keiner besonderen Vorstellungskraft, um sich die Situation auszumalen. Zunächst ist man neun Monate lang warm, sicher und bequem im Bauch der Mutter geborgen. Es gibt keine Probleme, wir vernehmen nur den Rhythmus der Herzschläge, die Nährstoffe, Sauerstoff und Leben durch unseren Körper pumpen.

Plötzlich gehen die Alarmsignale an. Die warme, Sicherheit bietende Flüssigkeit, von der wir umgeben waren, fließt ab, und wir stürzen kopfüber (wenn wir Glück haben) in diesen engen, schwarzen, sich rhythmisch verengenden und wieder weitenden Kanal. Leiden Sie unter Klaustrophobie? Versuchen Sie, sich in jene Situation hineinzuversetzen. Wenn wir uns dann endlich völlig erschöpft, voller Blut und möglicherweise mit zwei Stahlklammern am Kopf den Weg in einen neongrellen Raum freigekämpft haben, erhalten wir als Belohnung einen Klaps auf den Hintern und dürfen, wenn wir noch über genügend Kraft und Luft verfügen, losschreien.

Die nächsten Monate und Jahre machen wir unter unglaublichem Druck eine Reihe von Lernprozessen durch: Wir lernen zu essen, unsere Hände zu gebrauchen, zu krabbeln, zu laufen und zu sprechen, Darm und Blase unter Kontrolle zu halten, zu lesen und zu schreiben, uns eine Menge an Wissen in Fächern anzueignen, die für unser späteres Leben unwichtig sind. Kindheit und Jugend sind äußerst stressbeladene Lebensphasen. Vielleicht nicht zu vergleichen mit dem Stress, der mit unserer Zeugung oder Geburt einherging. Doch wie der Hase in Kapitel 8 sind wir von der Natur entsprechend ausgestattet, um mit dieser Art von Stress fertig zu werden. In diesem Stadium und in den ersten Monaten als Baby agieren wir in erster Linie instinktiv.

Doch dann treten wir in jene bewusst erlebte und sicher stressigste Situation unseres Lebens ein, die Phase, in der wir von der Schule abgehen und unseren eigenen Weg in der Welt finden müssen. Auch Kindheit und Jugend sind Zeiten großer Belastung, doch befinden wir uns da noch in der Obhut von Eltern und Lehrern. Die Zeit des Erwachsenwerdens war schon immer schwierig. Körper und Geist machen eine gewaltige Wandlung durch, Jungen bekommen Pickel und werden schüchtern, Mädchen schließen sich in Gruppen zusammen. Und alle sind sich unsicher, ob sie beim anderen Geschlecht gut ankommen.

Nun kommt noch der Druck hinzu, dem Jugendliche heutzutage ausgesetzt sind und den wir zu meiner Zeit nicht kannten. Bedrohungen wie die Atombombe, Überbevölkerung, die Schadstoffbelastung von Umwelt und Nahrung, Ausbeutung der natürlichen Ressourcen, Zerstörung der Regenwälder, Verwandlung der natürlichen Grünflächen in Betonwüsten, globale Erwärmung oder Löcher in der Ozonschicht waren uns damals fremd. Andere Lebewesen können sich der Sonne erfreuen, wir riskieren dabei Hautkrebs. Früher gab es genügend Arbeitsplätze, und wir konnten uns sicher sein, für eine lange Ausbildung und großen Einsatz eine gerechte Entlohnung zu erhalten. Heute können junge Menschen über unzählige Qualifikationen verfügen und trotzdem nur einen mittelmäßigen oder gar keinen Job bekommen.

Als ich ein Kind war, entwickelte man in der medizinischen Forschung Heilmittel gegen bedrohliche Krankheiten wie Tuberkulose, Kinderlähmung oder Malaria. Heute scheinen neue Krankheiten aufzutreten, für die es keine Heilmittel gibt, wie zum Beispiel AIDS. Und jene Krankheiten, die wir für besiegt hielten, wie Tuberkulose und Malaria, sind wieder auf dem Vormarsch.

Früher hatten wir Konventionen, die uns einen festen Rahmen gaben. Zugegeben, einige waren zu eng oder starr, doch zumindest wussten wir, was die Gesellschaft von uns erwartete. Heute verlieren Institutionen wie Ehe und Religion immer mehr an Bedeutung. Jugendliche werden in einer Phase, in der sie zwar körperlich bereit, in ihrer Psyche aber nicht entsprechend darauf vorbereitet sind, mit Informationen und Details über Sex buchstäblich überschwemmt. Und sie werden mit Gewalt überhäuft – nur um der puren Gewalt willen.

Erwarten wir allen Ernstes, dass diese jungen Menschen sich quasi über Nacht zu physisch und psychisch gefestigten, reifen Erwachsenen entwickeln? Das wirklich Erstaunliche ist, dass sich immer weniger Jugendliche das Leben nehmen und so viele zu verantwortungsvollen Bürgern heranwachsen. Es steht jedoch außer Zweifel, dass die Zeit der Pubertät eine ungemein schwierige Lebensphase ist. Aber für ein Problem sind wir Erwachsene verantwortlich, nämlich für die immense Vielfalt an

Tabletten und Drogen, die ihnen helfen sollen, mit all ihren Schwierigkeiten fertig zu werden. Die eigentliche Frage muss also nicht lauten: Warum tappen so viele junge Menschen in die Falle?, sondern:

WARUM TAPPEN SO VIELE VON
IHNEN NICHT IN DIE FALLE?

KAPITEL 13

Warum tappen so viele nicht in die Falle?

Es kommt nur selten vor, dass ich auf irgendeine Frage in Bezug auf Drogenabhängigkeit keine positive Antwort finde. Aber hier ist die Frage an sich schon negativ formuliert. Es ist bei weitem einfacher zu erklären, warum jemand in die Falle tritt, als die Frage zu beantworten, warum jemand es nicht tut. Ziel dieses Buches ist es jedoch, Ihr Kind vor der Abhängigkeit zu bewahren, zählen wir also einmal alle Gründe auf, aus denen Ihr Kind möglicherweise nicht in die Drogenfalle geraten wird, und überprüfen wir dann, ob wir nicht positive Lehren daraus ziehen können:

1. Zur natürlichen und instinktiven Abneigung eines Kindes gegen Drogen kommt die Angst vor der Abhängigkeit.
   Damit ist Ihr Kind bereits ausgestattet.
2. Die Antidrogenkampagnen werden durch Ihre eigenen Bemühungen unterstützt.
   Auch das wirkt auf Ihr Kind bereits ein.
3. Das Elend der Abhängigkeit, dargestellt an einem Beispiel aus dem persönlichen Umfeld.
   Das könnte vorübergehend Wirkung zeigen. Aber es ist so ähnlich, als würde man Autofahrern Bilder von schrecklichen Verkehrsunfällen vorlegen – sie würden auf Dauer auch nicht auf das Autofahren verzichten.
4. Kein Umgang mit Jugendlichen, die Drogen konsumieren.

Zweifellos wird eine ganze Reihe von Jugendlichen vor der Abhängigkeit bewahrt, weil sie das Glück hatte, nie auf Drogenkonsumenten getroffen zu sein. Doch das ist reiner Zufall. Der Versuch, sein Kind vor dem Kontakt mit Drogenabhängigen zu schützen, ist ungefähr mit dem Bemühen vergleichbar, alle Unkrautsamen vom eigenen Rasen fern zu halten. Es ist schon schwierig festzustellen, ob das eigene Kind Drogen nimmt, wie viel schwieriger muss es erst sein, sich Klarheit über den Drogenkonsum seiner Freunde zu verschaffen. Wie Sie ja wissen, macht die Abhängigkeit von Drogen keinen Unterschied zwischen Klassen, Altersgruppen, Bildungsschichten, Rassen oder Religionen. Und Sie wissen ebenfalls, dass Sie mit dem Verbot, mit dem kleinen Tommy von nebenan zu spielen, nur erreichen, dass Ihr Kind Himmel und Hölle in Bewegung setzen wird, um mit ebendiesem Tommy zu spielen.

5. Die finanziellen Mittel reichen für die Beschaffung der Droge nicht aus.
   Es steht außer Frage, dass mangelnde Kaufkraft einige Jugendliche davon abhält, von Nikotin, Alkohol oder anderen Drogen abhängig zu werden. Damit haben Sie aber keine Garantie, dass Ihr Kind nicht doch eines Tages in die Abhängigkeit gerät. Die erste Probierdosis erhält man in der Regel umsonst – gute Freunde, die schon ahnen, selbst auf dem Weg in die Abhängigkeit zu sein, fühlen sich besser und nicht ganz so allein, wenn sie auch andere dazu überreden können, ihnen in den tiefen, dunklen Schacht zu folgen. Und sitzt er erst einmal in der Falle, ist ein Abhängiger bereit, alles zu tun – zu betteln, zu stehlen oder sich zu prostituieren –, nur um an die Droge zu kommen. Wie auch immer, es ist kaum ein praktikabler Weg, sein Kind ein Leben lang finanziell kurz zu halten.

Eine nähere Betrachtung der Gründe, warum so viele Jugendliche nicht abhängig werden, ist also nicht unbedingt eine Garantie dafür, dass *Ihr* Kind früher oder später nicht auch an Drogen gerät. Es scheint in erster Linie eine Frage von Glück zu sein; das ist zumindest meine persönliche Meinung. Allerdings ist das auch eine gute Nachricht. Ihr Kind profitiert von seinen natürlichen Instinkten und den Antidrogenkampagnen. Darüber hinaus könnte es auch noch das Glück haben (oder die Intuition), sich nicht im Umfeld von Drogenkonsumenten aufzuhalten.

Mit vereinten Kräften wollen wir, Sie und ich, nun versuchen, Ihrem Kind Informationen zugänglich zu machen, die dem Jugendlichen, der die Falle der Drogenabhängigkeit umgehen konnte, vorher nicht zur Verfügung standen. Dabei geht es um die zwei stichhaltigsten Argumente schlechthin. Mit einem haben wir uns bereits beschäftigt, nämlich wie die Falle funktioniert, wie sie ihre Opfer anlockt und sie glauben lässt, die Droge biete echte Vorteile.

Doch das allein reicht vielleicht noch nicht aus, Ihr Kind vor der Falle zu bewahren. Im vorangegangenen Kapitel entwarf ich ein ziemlich düsteres Bild der Welt, die wir unseren Jugendlichen hinterlassen. Damit wollte ich Sie keinesfalls in depressive Stimmung versetzen oder Ihnen Schuld zuweisen. Wir waren selbst Jugendliche, als wir diese Welt übernahmen, genau wie unsere Eltern sie von *ihren* Eltern übernommen haben. Wir alle versuchten nach Möglichkeit, eine bessere Welt zu schaffen, und im Nachhinein ist es für mich und meine Altersgenossen einfach, die Fehler zu erkennen, die wir gemacht haben. Ich hoffe zutiefst, dass unsere Nachkommen aus diesen Fehlern lernen und die Entwicklung in eine andere Richtung lenken.

Aber hören wir auf, nach Schuldigen zu suchen oder nachzufragen, welche Lehren nun daraus zu ziehen sind. Akzeptieren wir einfach die Tatsache, dass die Jugendlichen von heute unter enormem Druck stehen, dass sie sich schwach und unsicher fühlen und verzweifelt nach Tabletten oder anderen Hilfsmitteln greifen, um mit der Realität fertig zu werden. Und es hat auch keinen Sinn, nur freundlich zu erklären: »Ja, ich sehe das alles, aber Drogen können dabei nicht wirklich helfen, sie erwecken nur die Illusion zu helfen!«

Was nutzt es den Jugendlichen, ihnen auch noch ihre Illusionen zu rauben und sie völlig allein zu lassen? Wir müssen ihnen die Augen öffnen, dass in ihnen alles vorhanden ist, um Probleme zu bewältigen und mit dem Leben zurechtzukommen. Ich erwähnte an früherer Stelle den Hasen, der unablässig ums Überleben kämpfen muss und über das dafür nötige Adrenalin verfügt. Genauso ist es mit uns! Der Mensch ist die Krone der Schöpfung, das Resultat einer natürlichen Selektion; er beherrscht die Erde schon seit Hunderttausenden von Jahren ohne die Hilfe von Drogen oder Medikamenten. Wir müssen unseren Jugendlichen klarmachen, über welche unglaubliche körperliche und mentale Stärke sie verfügen, um mit ihren Problemen fertig zu werden; dazu benötigen sie keineswegs Tabletten oder Drogen.

Wir müssen ihnen klarmachen, wie mächtig und stark sie ist,

DIE UNGLAUBLICHE MASCHINE MENSCH.

KAPITEL 14

Die unglaubliche Maschine Mensch

Wenn ich Sie nun auffordern würde, die linke Hand zu heben, würden Sie vielleicht eine Sekunde lang zögern, welche Hand nun die linke ist, aber nur die allerwenigsten würden das für eine besonders schwierige Aufgabe halten. Sogar den meisten Hunden könnte man diese Fähigkeit antrainieren. Aber stellen Sie sich vor, Sie müssten die Millionen von Menschen auf der Erde dazu bringen, gleichzeitig die linke Hand zu heben. Selbst mit den Mitteln der modernen Kommunikation wäre die Aussicht auf Erfolg unendlich gering. Und doch geschieht praktisch nichts anderes, wann immer Sie denkbar einfachste Handlungen ausführen, wie etwa, sich unbewusst an der Nase zu kratzen.

Unser Körper besteht aus unzähligen Zellen, von denen jede für sich eine Einheit bildet und dennoch ein Leben lang mit allen anderen Zellen perfekt zusammenwirkt. Können Sie einen Apfel schälen, die Zeitung lesen, Karten spielen und telefonieren? Natürlich können Sie das, keine dieser Tätigkeiten ist besonders kompliziert. Aber könnten Sie auch nur eine dieser Aktionen exakt ausführen, wenn Sie alles gleichzeitig tun wollten?

Wir alle sind uns bewusst, welch bewundernswerte Fähigkeiten Menschen im Sport, in der Musik, Bildhauerei, Malerei und auf anderen Gebieten entwickeln, doch jede dieser Zellen, die unseren Körper bilden, führen nicht nur eine einfache Tätigkeit aus, sondern erledigen Dutzende unglaublich komplizierter Aufgaben zu ein und derselben Zeit, und das ein Leben lang.

Egal, ob Sie wach sind oder schlafen, Ihre Lunge atmet permanent Sauerstoff ein; Ihr Herz befördert diesen Sauerstoff und andere chemische Substanzen über den Blutkreislauf in den Teil des Körpers, der sie gerade benötigt. Ihr interner Thermostat hält die Körpertemperatur konstant. Ihr Körper setzt seine Verdauungstätigkeit fort, wandelt das Essen in die benötigte Energie und in entsprechende Nährstoffe um und verarbeitet die nicht verwertbaren Bestandteile weiter, auch wenn Sie schlafen. Ihr Immunsystem ist unablässig damit beschäftigt, sich gegen die Folgen von Verletzungen, gegen Infektionen und andere Angriffe auf Ihren Körper zu wehren.

Da diese Funktionen automatisch und ohne unser Zutun, also vegetativ ablaufen, tendieren wir dazu, sie als selbstverständlich zu betrachten. Doch auch wenn wir die einzelnen Abläufe technisch nicht verstehen müssen, sollten wir uns immer der immensen Stärke und der überlegenen Funktionsweise unseres Körpers bewusst sein.

Aber wir Menschen haben uns nicht selbst erschaffen. Also muss Gott oder eine andere Form von höherer Intelligenz das bewerkstelligt haben. Der Einfachheit halber bezeichne ich diese Intelligenz als den Schöpfer.

Dass ich ihm den männlichen Artikel gebe, mag den Rückschluss nahe legen, ich halte ihn für eine maskuline Form menschlicher Existenz. Doch ich benutze den männlichen Artikel, weil mir einfach nichts Besseres einfällt. Aber für jedermann offensichtlich müsste die Tatsache sein, dass der Schöpfer millionenmal intelligenter ist als der Mensch.

Manche Zeitgenossen halten uns nicht für das Produkt eines Schöpfers, sondern für das Resultat einer Aneinanderreihung von Zufällen, das sich im Lauf der Evolution und natürlichen Selektion aus einer Ursuppe heraus entwickelt hat. Ich sehe keinen Grund, nicht beide Sichtweisen nebeneinander existieren zu lassen. Wie wir wissen, wurde der Rolls-Royce, ebenso wie viele andere technische Errungenschaften, im Laufe eines längeren technischen Prozesses entwickelt. Und wir wissen, dass dieses Fahrzeug nicht ein Produkt des Zufalls, sondern das Resultat menschlicher Intelligenz ist.

Ob Sie nun den menschlichen Körper für das Werk eines Schöpfers oder das Resultat eines drei Milliarden Jahre währenden Entwicklungsprozesses halten oder für eine Mischung aus beidem, eines lässt sich nicht leugnen, nämlich dass der Körper des Menschen millionenmal komplexer und ausgeklügelter funktioniert als die herausragendsten technischen Errungenschaften des Menschen in der Computer- oder Weltraumforschung. Wir können zwar ein Atom spalten, haben aber keine Ahnung, wie wir eines herstellen können.

Der menschliche Körper besteht aus einer Vielzahl chemischer Stoffe, die vom Gehirn aus gesteuert werden. Körpereigene Drogen wie Adrenalin werden nach Bedarf automatisch produziert. Ein gesunder Körper ist in jeglicher Hinsicht komplett. Es wäre reiner Wahnsinn, davon auszugehen, der Schöpfer eines Wesens, das so ungleich perfekter funktioniert als alles, was bisher von Menschenhand geschaffen wurde, hätte etwas Unerlässliches einfach vergessen. Ich bin zutiefst davon überzeugt, dass wir über alle nötigen Fähigkeiten verfügen, um mit jeder beliebigen Situation ohne die Hilfe von Drogen oder ähnlichen Hilfsmitteln fertig zu werden. Und selbst wenn der Schöpfer etwas Wesentliches vergessen hätte, wäre es vom Menschen nicht nur arrogant zu glauben, er könne dieses Versäumnis durch Substitution von Drogen ausgleichen. Angenommen, Ihr Fernseher funktioniert nicht mehr, würden Sie die Reparatur Ihrem Hausgorilla überlassen? Aber genau das passiert, wenn der Mensch auf das chemische Gleichgewicht seines Körpers Einfluss nimmt.

Immer wenn wir in die natürliche Funktionsweise unseres Körpers eingreifen, ohne die langfristigen Auswirkungen zu kennen, sagen wir damit nichts anderes als: »Ich weiß es besser als der Schöpfer, der mich geschaffen hat.« Wir spielen dann Gott!

Würden Sie einen Gorilla auf Ihren Fernseher loslassen, wäre dieser innerhalb einer halben Stunde unbrauchbar. Aber warum haben wir uns durch unser »Gott-Spielen« noch nicht selbst zerstört? Das ist nicht unser Verdienst. Ein vom Menschen gebauter Fernseher ist ein anfälliges, sensibles Gerät, das ein Gorilla innerhalb kürzester Zeit zu zerstören vermag. Und genau darin liegt die Stärke und Genialität des menschlichen Körpers:

Selbst wenn eine irregeleitete Person wie ich länger als dreißig Jahre ein kleines Vermögen ausgibt, um sich systematisch selbst zu vergiften, hat diese unglaubliche Maschine allen Angriffen zum Trotz durchgehalten.

Kommen wir gleich zum Beispiel Rauchen. Die ersten Zigaretten schmecken scheußlich. Das ist das Warnsignal unseres Körpers. Er teilt uns mit: »Gift! Finger weg!« Minder intelligente Wesen würden diese Warnung beachten, doch der Mensch unterlag lange genug einer Gehirnwäsche, um sie zu ignorieren. Überlässt unser Körper uns daraufhin unserem Schicksal? Keineswegs! Weitere Alarmlämpchen gehen an: Wir beginnen zu husten, wir verspüren Übelkeit, manch einer muss sich sogar übergeben. Und selbst wenn wir diese Warnsignale missachten und weiterrauchen, entwickelt unser Körper allmählich Immunität gegen die Vergiftungseffekte. Rasputin überlebte nach einer gewissen Zeit sogar eine Arsengabe, die zwanzigmal höher war, als die für Menschen tödliche Dosis, weil er bis zu einem gewissen Grad gegen das Gift immun geworden war. Ratten und Mäuse überlebten bereits nach drei Generationen ein spezielles Rattengift.

Diese Anpassung geht sogar so weit, dass unser Körper in der Annahme, wir hätten keine andere Wahl, als das Gift zu uns zu nehmen, uns für den abstoßenden Geschmack und Geruch unempfindlich werden lässt. Können Sie sich vorstellen, dass eine attraktive Frau, die Zeit und Geld darauf verwendet hat, sich frisch zu machen, zu parfümieren, perfekt zu frisieren und zu kleiden, allem die Krone aufsetzt, indem sie sich am ganzen Körper mit »Pferdejaucheessenz« einreibt? Eben diese Wirkung haben Raucher auf Nichtraucher. Zum Glück sind die meisten Nichtraucher viel zu höflich, um sich dies anmerken zu lassen.

Falls die systematische Vergiftung beendet wird, nimmt die unglaubliche Maschine Mensch dies innerhalb weniger Tage zur Kenntnis und macht sich daran, die angesammelten Toxine aus dem Körper des Exrauchers auszuscheiden und ihm die alte Kraft wiederzugeben. *Wenn es noch nicht zu spät ist!* Ungeachtet sämtlicher Gegenargumente gibt es immer noch Raucher, die nicht glauben wollen, dass Rauchen der Gesundheit schadet. Mir ist es ein Rätsel, wie mein Körper die massive Beeinträchtigung, der er viele Jahre lang ausgesetzt war, überstehen konnte.

Man mag dagegen ins Feld führen, dass die moderne Medizin durch das Eingreifen in die natürlichen Körperfunktionen unser Leben verlängern und verbessern konnte. Ein anschauliches Beispiel dafür ist die Verordnung von Insulin bei Diabetikern. Mir fällt kein Argument ein, das gegen seine Anwendung spräche. In einem solchen Fall ist die natürliche Funktionsweise des Körpers bereits zusammengebrochen, möglicherweise durch die Einwirkung von Drogen. Zahlreiche Ärzte bringen das Auftreten von Diabetes mit dem Rauchen in Verbindung. Wie kann man von seinem Körper auch erwarten, er funktioniere zufrieden stellend, wenn man ihn regelmäßig mit Junk food und weiteren Giften wie Nikotin, Alkohol und anderen Drogen belastet?

Sind die natürlichen Körperfunktionen zusammengebrochen, sollte man am besten die Ursache dafür beseitigen. Geht das nicht, hat man die Möglichkeit, vom Arzt verordnete Medikamente einzunehmen. Etwas ganz anderes ist es, ohne Not und bei völlig normalen Körperfunktionen zu Drogen zu greifen.

Fast alle wirklich wichtigen Dinge im Leben wie Luft, Nahrung, Freiheit, Sicherheit, Gesundheit, Arbeit, Liebe und Freundschaft betrachten wir so lange als selbstverständlich, wie wir darüber verfügen. Erst wenn wir auf sie verzichten müssen, schätzen wir sie. Als Teenager verfügte ich über körperliche Energie und Stärke, mit achtundvierzig war ich sowohl körperlich als auch mental schwach und labil. Ich wusste, dass mein starkes Rauchen der körperlichen Fitness nicht gerade zuträglich war, doch betrachtete ich dies als mehr oder weniger nebensächlich, hatte mir die Gesellschaft doch vermittelt, dass Altern eine Art tödlicher Krankheit sei.

Ich möchte an dieser Stelle noch einmal Bezug auf etwas nehmen, das ich bereits an früherer Stelle erwähnte: Wir alle sind uns wohl darüber einig, dass sich für jedes Geschöpf auf Erden der Stress, dem es im Leben ausgesetzt ist, eigentlich immer weiter reduzieren sollte. Doch die Gehirnwäsche wirkt derart auf uns ein, dass wir das Gegenteil für richtig halten, und in meinem

Fall *war* es viele Jahre lang auch tatsächlich so. Rückblickend ist mir klar, dass dies nur deshalb geschehen konnte, weil ich, noch bevor ich genügend Reife erlangt hatte, in die Nikotinfalle getappt war. Solange ich rauchte, erreichte ich niemals echte Reife. Die Abhängigkeit von Nikotin und anderen Suchtstoffen bewirkt, dass man sich zunehmend unsicherer fühlt.

Wirkliche Reife erlangte ich erst kurze Zeit, nachdem ich mit dem Rauchen aufgehört hatte. Was verstehe ich unter Reife? Das Gefühl körperlicher und mentaler Stärke, das Bewusstsein, mit allem ausgestattet zu sein, um den Herausforderungen und Widrigkeiten des Lebens zu begegnen und die Freude und das Vergnügen am Leben schätzen zu können. Ich habe bereits dargelegt, warum das Erwachsenwerden so eine schwierige Phase ist. Eigentlich müsste mit ungefähr einundzwanzig Jahren das Alter erreicht sein, in dem man diese Reife erlangt hat – vorausgesetzt, man tappt nicht in eine Drogenfalle.

Vielleicht teilen Sie meine Auffassung, es sei normal, dass unsere Lebensqualität sich verbessert, je älter und erfahrener wir sind, allerdings nur bis zu einem gewissen Grad. Viele Menschen empfinden den Eintritt in das mittlere Lebensalter als eine Art Fluch, ganz zu schweigen vom hohen Alter. Ich kann dazu nur sagen, dass ich mich mit achtundvierzig uralt gefühlt habe und bereit war, dem Tod ins Auge zu sehen. Heute, kurz vor meinem dreiundsechzigsten Geburtstag, fühle ich die pure Lust am Leben. Alter ist ein Mythos. Tiere kümmern sich überhaupt nicht um ihr Alter. Und es spielt tatsächlich keine Rolle, ob man zwei oder zweiundneunzig ist, entscheidend ist nicht, jung zu sein, sondern sich jung zu fühlen. Und welchen Einfluss sollte das Alter auch haben, wenn man sich körperlich und geistig fit fühlt und Freude am Leben empfindet? Unser Schöpfer hat uns mit allem Nötigen ausgestattet, damit wir Geburt, Kindheit und Pubertät überstehen, und ebenso verfügen wir über alles Nötige, um mit dem Älterwerden fertig zu werden.

Der Körper des Menschen ist eine wirklich unglaubliche Maschine, die in all ihren Funktionen darauf ausgerichtet ist, unser Überleben zu gewährleisten, ob wir das nun wollen oder nicht.

Betrachten wir im Folgenden anhand einiger Beispiele, was

passiert, wenn Jugendliche Drogen konsumieren. Ärzte verordnen ihren Patienten »Aufputscher« und »Beruhigungsmittel«. Können wir Jugendlichen einen Vorwurf machen, wenn sie sich eine Denkweise wie die Folgende zurechtlegen: »Was soll Ecstasy schon schaden? Es gibt mir Energie. Zwei oder drei davon, und ich kann die ganze Nacht durchtanzen?« Aber diesem Jugendlichen tut es gar nicht gut, die ganze Nacht lang zu tanzen. Müdigkeit ist keine Krankheit, sie ist ein Warnzeichen und signalisiert:

DU BRAUCHST EINE PAUSE.

Müdigkeit kann krankheitsbedingt sein oder ist eine ganz normale Körperreaktion, die uns darauf hinweist, dass es Zeit ist, sich auszuruhen. In jedem Fall handelt der Jugendliche, der dann zu einer Pille greift, völlig gegen die Absicht seines Schöpfers. Diese Pille wird in keiner Weise sein Problem lösen, sie wird lediglich ein wichtiges Warnsignal ausschalten. Oder glauben Sie wirklich, irgendeine Pille könnte die Ruhepause ersetzen? Wenn es so wäre, bräuchten wir niemals mehr zu schlafen oder uns auszuruhen, wir müssten nur noch eine Pille nach der anderen schlucken. Aber leider sind nur allzu viele Jugendliche und auch Erwachsene davon überzeugt, Tabletten würden ihre Probleme lösen. Und wie könnte man ihnen auch einen Vorwurf machen, wenn sie diese Tablette von einem Arzt verordnet bekommen? Man muss zwischen einer Krankheit und ihren Symptomen unterscheiden. In vielen Fällen beschäftigt sich die moderne Medizin zu sehr damit, die Symptome zu beseitigen oder abzuschwächen, anstatt die eigentliche Krankheit anzugehen. Symptome sind nicht nur Warnsignale, sondern häufig auch wichtiger Bestandteil des Heilungsprozesses.

Versetzen Sie sich einmal in die Situation eines Flugzeugkapitäns, der vollkommen von seinen Instrumenten abhängig ist. Hielten Sie es für richtig, wenn die Treibstoffanzeige auf Null steht, diese neu zu justieren und dann unbekümmert weiterzufliegen? Ihr Körper ist mit Sinnen und Warnsignalen ausgestattet – alle ungleich ausgefeilter als die modernsten Bordinstrumente eines Flugzeugs und nur dazu da, Sie vor Schaden zu bewahren und dafür zu sorgen, dass Sie sich wohl fühlen. All diese Komponenten dienen nur einem einzigen Zweck, nämlich:

IHREM ÜBERLEBEN.

Wenn Sie versuchen, mit diesen Instrumenten herumzuspielen, werden Sie sich bald im Blindflug befinden. Das kann noch eine Weile gut gehen, doch glücklich werden Sie dabei nicht sein, und früher oder später zerschellen Sie an einem Berg.

Drogen bewirken letztendlich nicht nur das Gegenteil dessen, was Sie von ihnen erwarten, sie besitzen darüber hinaus auch noch unangenehme Nebenwirkungen – körperlicher, mentaler, finanzieller und sozialer Natur. Und diese Nebenwirkungen verstärken sich gegenseitig.

Aber was kann an einer Droge wie Alkohol, die, in Maßen genossen, dazu beiträgt, Ängste und Hemmungen abzubauen und mehr Selbstsicherheit zu erlangen, verkehrt sein? Genau das! Ihre Ängste und Hemmungen, dieses Gefühl von Unsicherheit sind Ihr Schutz und damit Ihre Sicherheit. Die Droge verkehrt lediglich die Realität: Wer sich unsicher *fühlt*, tatsächlich aber sicher *ist*, *fühlt* sich unter ihrem Einfluss sicher, *ist* in Wirklichkeit aber unsicher.

Nehmen wir als Beispiel den Alkohol. Durch die Gehirnwäsche wird uns vermittelt, Alkohol mache mutig. Warum sonst gibt man Matrosen schnell noch einen Schluck Rum, bevor sie in die Schlacht hinausziehen? Oder sehen wir uns zwei Jungs an, die im Begriff sind, sich wegen einer Nichtigkeit zu prügeln. Eigentlich haben sie beide nichts zu verlieren, und ihr Instinkt sagt ihnen: Es bringt mir keinen Vorteil, meinen Gegner ernsthaft zu verletzen, aber ich habe Probleme, wenn er mich verletzt. Außerdem darf keiner von beiden als Feigling erscheinen. Also fangen sie damit an, sich gegen die Brust zu boxen, und hoffen, dass der andere aufgibt oder etwas anderes sie auseinander bringt, ehe es ernst wird.

Stehen diese Jungs jedoch unter dem Einfluss von Alkohol, geht die schützende Angst verloren, und zwei Dinge passieren:

Beide verlieren die Angst vor schweren Verletzungen oder dem Tod und sind bereit zum Kampf, aber – und das ist noch schlimmer – beide verlieren auch die Hemmung, dem anderen schweren Schaden zuzufügen. Ein normaler Kampf hört dann auf, wenn klar ist, wer der Überlegene ist. Es gibt aber Tausende von Beispielen, in denen Jugendliche sich unter dem Einfluss von Alkohol gegenseitig umgebracht haben, und zwar nicht wegen grundlegender Meinungsverschiedenheiten, sondern lediglich, weil sie getrunken hatten.

Das Gleiche passiert am Steuer eines Autos. Nach wie vor gibt es ignorante Autofahrer, die glauben, ein wenig Alkohol würde ihr Fahrkönnen verbessern. Die Wahrheit ist jedoch, dass sich unter Einfluss von Alkohol das Reaktionsvermögen verlangsamt. Parallel dazu sinkt die Angst vor einem Unfall und den möglichen Folgen für den Fahrer selbst, die Wageninsassen, die Fußgänger oder andere Verkehrsteilnehmer. Der Fahrer fühlt sich entspannter und schätzt sein Können höher ein. In Wirklichkeit aber verwandelt sich ein sonst sicherer, verantwortungsbewusster Mensch zu einem gefährlichen Killer!

Ein weiteres Missverständnis ist zu glauben, Alkohol mache die Menschen glücklich und fröhlich. In Wirklichkeit handelt es sich aber um eine chemische Substanz, die zu Depressionen führt. Ich kann mich nicht an eine wirklich gelungene Feier in meinem Leben erinnern, an die die Teilnehmer gerne denken und deren Gelingen sie der Menge oder Güte des dabei konsumierten Alkohols zuschreiben. Aber mir fallen viele Anlässe ein, die unendlich langweilig waren, und das, obwohl es in Sachen Alkohol qualitativ und quantitativ an nichts mangelte. Und ich muss an so manche zunächst großartige Hochzeitsfeier oder Party denken, die am Ende völlig aus dem Ruder lief, weil einer oder mehrere Gäste zu viel getrunken hatten.

Möglicherweise sind Sie noch immer der Meinung, Alkohol besitze einen gewissen positiven Aspekt, indem er manchen Menschen hilft, ihre Schüchternheit und Hemmungen zu überwinden. Aber auch hier verweise ich auf die Fakten. Jeder Mensch verfügt über die Gabe zu denken und zu sprechen. Bei den meisten Menschen befindet sich zwischen Denken und

Sprechen eine Art Schranke. Aber es gibt eine kleine Gruppe von Menschen, denen diese Schranke fehlt. Sie verfügt über eine Direktverbindung vom Gehirn zum Mund, was zu einer Art verbaler Inkontinenz führt. Was immer ihnen gerade einfällt, egal, wie langweilig oder banal, falsch, beleidigend, lächerlich oder provokant es auch sein mag, sprudelt ungehindert aus ihnen heraus. Diese Sorte Mensch ist in der Regel recht unbeliebt und nicht besonders glücklich.

Ich selbst verfüge zum Glück über diese Schranke zwischen Denken und Sprechen, allerdings nur über eine einzige. Das bringt mich zuweilen in Schwierigkeiten. Manchmal lässt sie nämlich Äußerungen passieren, die sie besser zurückgehalten hätte. Es gibt Menschen mit zwei oder mehreren solcher Schranken, die dafür sorgen, dass sie niemals etwas sagen, das sie dumm erscheinen lässt oder von anderen als beleidigend empfunden wird. Der Alkohol besitzt den Effekt, diese Schranken abzubauen. Jeder von uns hat schon Menschen erlebt, die in nüchternem Zustand keinen Laut herausbringen, aber nach ein paar Gläsern Alkohol nicht mehr zu bremsen sind!

Lässt sich davon irgendjemand beeindrucken? Sehen wir uns diese Menschen an und denken: Ich wusste gar nicht, dass Ted so ein Draufgänger ist, oder sind wir nicht vielmehr der Meinung: Aus ihm spricht nur der Alkohol? Wenn jemand schüchtern und gehemmt ist und dies als Problem betrachtet, ist Alkohol keine Lösung. Ein Vogel Strauß kann einer Gefahr auch nicht entgehen, indem er den Kopf in den Sand steckt. Alkohol macht lediglich betrunken. Er trägt nicht dazu bei, Probleme zu lösen, sondern führt vorübergehend zu einer gewissen Abstumpfung und Ignoranz. Aber niemand wird diese Abstumpfung als angenehm empfinden, weil man in diesem Zustand keiner bewussten Wahrnehmung fähig ist, sondern sich nach wie vor verletzlich und schutzlos fühlt.

In diesem Stadium bleibt es mit viel Glück vielleicht dabei, einen Freund oder nahen Verwandten zu beleidigen, mit etwas weniger Glück fährt man sein Auto zu Schrott, verletzt sich und andere oder wird seinen Führerschein los. Warum spreche ich bei diesen Beispielen von Glück? Eigentlich muss es doch Pech heißen? Nein, ich meine tatsächlich Glück, denn solche Dinge werden früher oder später einfach passieren, wenn man betrunken ist. Man versetzt sich praktisch selbst in den Zustand eines gleichzeitig tauben und blinden Menschen. Genau genommen ist man sogar noch schlimmer dran. Taube und Blinde sind sich nämlich ihrer Unzulänglichkeiten bewusst und verfügen zum Ausgleich über einen ausgeprägten Tast- und Geruchssinn, Anstand und Achtung vor sich selbst und anderen. Alkohol betäubt unsere Sinne.

Aber man kann auch Pech haben und ein unschuldiges Kind töten und daraufhin Nacht für Nacht Albträume haben. Der englische Nationalsport Fussball wurde durch den Alkohol in den Ruin getrieben. Wir haben der Welt gezeigt, wie man Fussball spielt, und mussten dann die unglaubliche Schande erleiden, acht Jahre lang von allen europäischen Wettbewerben ausgeschlossen zu werden. Denken Sie nur an all das Elend, das durch den Konsum von Alkohol verursacht wurde. Können Sie ein einziges Beispiel nennen, in dem der Alkohol Positives bewirkt hätte?

Es gab eine Zeit, in der ich glaubte, die berauschende Wirkung von Alkohol würde vorübergehend helfen, die Folgen eines Traumas abzuschwächen. Wenn die Freundin einen sitzen lässt, ist es doch besser, ein paar Tage durchzutrinken, als zur Fremdenlegion zu gehen. Wenn die Arbeit einem über den Kopf wächst und man beim besten Willen keine Zeit hat, den dringend notwendigen Urlaub zu nehmen, können doch ein paar Gläser Alkohol am Abend nicht schaden, um sich von seinen Problemen etwas abzulenken.

Doch ein Rausch kann Ihre Probleme auch nicht lösen. Man könnte ihn vielleicht noch akzeptieren, wenn er die gleiche Wirkung hätte, wie eine gut durchgeschlafene Nacht. Das würde zwar Ihre Schwierigkeiten nicht aus der Welt schaffen, doch immerhin würden Sie sich danach etwas erholter fühlen und dadurch eher in der Lage sein, die Probleme in den Griff zu bekommen. Doch sobald die Wirkung des Alkohols nachlässt, erscheinen die Probleme noch größer. Sie haben nun noch mehr Gründe, sich zu betrinken. Und genau wie beim Nikotin werden Gehirn und Körper zunehmend immun gegen das Gift, sodass Sie schließlich immer größere Dosen brauchen. Je größer der Konsum, umso größer ist auch die schädliche Wirkung und das Verlangen nach der Droge. Der schnelle Absturz ist unvermeidlich.

Aber wenn man nur bei geselligen Anlässen trinkt, kann das doch nicht schaden? Wahrscheinlich bleibt es nicht bei diesen Anlässen, und Sie werden immer wieder neue Gründe finden, um zu trinken. Und Hand aufs Herz, nehmen wir wirklich immer nur aus Geselligkeit Alkohol zu uns? Vielleicht trinken wir anfangs wirklich nur, wenn wir ausgehen, aber geschieht das im Grunde nicht auch, weil es uns helfen soll, ein Problem zu lösen? Weil wir uns unsicher fühlen, weil wir schüchtern oder gehemmt sind oder einfach dazugehören wollen? Wenn Sie anfangen, aus Geselligkeit zu trinken, kann dies bereits der erste Schritt zum Alkoholismus sein.

Aber es gibt Menschen, die ihr Leben lang Alkohol, Nikotin, sogar Heroin konsumieren und trotzdem nie Alkoholiker oder Süchtige werden. Das liegt darin begründet, dass sich die Mehrzahl dieser Menschen aufgrund der Natur dieser Drogen erst nach vielen Jahren ihrer Abhängigkeit bewusst wird. Genau wie beim Rauchen hängt die Geschwindigkeit, mit der jeder Einzelne in die Tiefe abdriftet, von vielen verschiedenen Faktoren ab, wie etwa der körperlichen Konstitution, der finanziellen Situation, dem individuellen Stress, dem sozialen Umfeld. Und wie viele Fliegen eines natürlichen Todes sterben, ehe sie in die Tiefen einer Fleisch fressenden Pflanze gelangen, sterben auch viele Raucher, Trinker oder Abhängige anderer Drogen, bevor sie ganz unten angekommen sind.

Nun haben Sie vielleicht den Eindruck, wir hätten uns etwas zu weit vom eigentlichen Thema entfernt, nämlich wie Sie Ihr Kind vor der Drogenabhängigkeit bewahren können oder – wenn es bereits abhängig ist – was Sie tun können, um es daraus zu befreien. Aber das ist nicht der Fall. Die beiden Hauptursachen, die unsere Jugendlichen in die Abhängigkeit treiben, resultieren aus der massiven Gehirnwäsche, der sie von Anfang ihres Lebens an ausgesetzt sind:

1. Der Konsum von Nikotin, Alkohol und anderen Drogen birgt zwar bestimmte Risiken oder Gefahren, bietet dafür aber auch gewisse Vorteile, die diese Risiken oder Gefahren aufwiegen, wenn der Konsument sich ihrer bewusst ist und die Kontrolle behält.
2. Jugendlichen fehlt etwas, wenn sie sich nicht diese chemische Substanzen zuführen.

Es ist von größter Wichtigkeit, diese beiden irrigen Vorstellungen aus den Köpfen Ihrer Kinder zu vertreiben. Und Sie werden Ihr Kind erst überzeugen können, wenn Sie selbst davon überzeugt sind.

Nun möchte ich noch auf eine Reihe weiterer Aspekte des Rauchens und auf den Zusammenhang von Rauchen, Alkohol und anderen Drogen eingehen. Erster Punkt ist:

ES GIBT MEHR
RAUCHERINNEN ALS RAUCHER.

KAPITEL 15

Es gibt mehr Raucherinnen als Raucher

Als ich, nachdem ich vor ungefähr vierzehn Jahren mit dem Rauchen aufgehört hatte, mit dem morgendlichen Joggen begann, war ich schockiert, wie viele kleine Jungs im Alter von acht oder neun Jahren pafften, was das Zeug hielt. Im Lauf der Jahre wurden sie nach und nach von den Schulmädchen abgelöst. Pat Duffy von der *Sligo Times*, der mein erstes Buch rezensierte, schildert die Situation wie folgt:

»Wenn Sie zufällig einmal an einem beliebigen Werktag um die Mittagszeit in Sligo sind, werden Ihnen einige der hübschesten Mädchen Irlands über den Weg laufen. Das sind Schulmädchen auf dem Weg nach Hause zum Mittagessen. Und im Vorbeigehen wird Ihnen auffallen, was für eine wunderbar reine Haut und klare, helle Augen diese Mädchen haben. Ein Anblick, bei dem Sie feststellen werden, dass die irischen Mädchen noch immer zu den hübschesten der Welt gehören. Wenn Sie jedoch genau hinsehen, wird Ihnen an diesen Mädchen noch etwas anderes auffallen, was Anlass zu einer gewissen Sorge im Hinblick auf ihre Zukunft gibt. Ungefähr jede Fünfte raucht Zigaretten! Das wird Sie traurig stimmen, denn wenn Sie sich nicht die letzten zwanzig Jahre auf einem anderen Planeten befunden haben, wissen Sie auch, dass Rauchen die Hauptursache für die weltweit verbreitetsten tödlichen Krankheiten ist: Krebs, Herzerkrankungen und Schlaganfälle.

Nun braucht man nicht viel Fantasie, um sich auszumalen, wie diese rauchenden Mädchen in zehn Jahren aussehen werden. Sie sind dann vermutlich schon verheiratet oder machen Karriere oder beides. Sie haben mit großer Wahrscheinlichkeit ein Auto, möglicherweise Kinder und die unvermeidliche Hypothek. Derlei Verpflichtungen belasten, und der Nikotinkonsum wird steigen, um die Anspannung zu mildern. Die einst so reine Haut braucht immer dickere Schichten von Make-up, um die durch Durchblutungsstörungen hervorgerufenen Unreinheiten zu überdecken. Der Glanz ist längst aus den einstmals strahlenden Augen verschwunden. Doch eines wird bleiben, nämlich jener große Mythos, der Mythos, Rauchen baue Druck ab, fördere die Konzentration, vertreibe Langeweile und wirke entspannend. Was für ein Unsinn! Genau das Gegenteil ist der Fall. Das Rauchen von Zigaretten ist die Hauptursache des Problems, zu dessen Lösung es angeblich beiträgt!«

Dieser Artikel wurde vor mehr als zehn Jahren geschrieben, und aufgrund meiner eigenen Beobachtungen in England würde ich eher davon ausgehen, dass vier von fünf Mädchen nach Kräften paffen.

Tatsache ist, dass in Großbritannien und vielen anderen westlichen Ländern inzwischen mehr Frauen als Männer rauchen. Besonders erschreckend ist, wie viele Mädchen bereits als Teenager abhängig sind. Viele Frauen sind der Meinung, das sei bei ihrem Geschlecht gewissermaßen vorherbestimmt. Doch so wichtig es ist zu erkennen, dass es so etwas wie eine Neigung zur Sucht nicht gibt, so wichtig ist es auch zu wissen, dass Frauen ebenso leicht aufhören können wie Männer. Sie müssen aber auch verstehen, warum Raucherinnen in der Mehrzahl sind.

Die so genannten Experten haben schon die unterschiedlichsten Erklärungen dafür geliefert, dass der ursprüngliche Trend sich ins Gegenteil verkehrt hat. Da Rauchen früher als nicht damenhaft galt, waren die männlichen Raucher in der Überzahl. Manche Experten bringen die Trendwende mit der Emanzipationsbewegung in Zusammenhang: Frauen tragen nicht nur Hosen und schnappen uns die Jobs weg, sie bekräftigen ihre Position noch, indem sie unsere abstoßenden Gewohnheiten übernehmen. Allerdings glaube ich nicht, dass ein Raucher sich, aus welchen Gründen auch immer, bewusst für das Rauchen entscheidet.

Chauvinisten werden das Argument vorbringen, dass nicht mehr Frauen rauchen, sondern dass, seit Rauchen von der Gesellschaft nicht mehr sanktioniert wird, es mehr Männer geschafft haben, damit aufzuhören. Nahe liegender Grund dafür: Männer sind stärker und besitzen größere Willenskraft.

Es tut mir Leid, euch diese Illusion rauben zu müssen, Geschlechtsgenossen, aber es gibt heute deshalb mehr Raucherinnen als Raucher, weil genau das Gegenteil der Fall ist. Meiner Ansicht nach ist dafür indirekt die Emanzipationsbewegung verantwortlich. Nicht etwa, weil Frauen ihre Männlichkeit demonstrieren müssten, sondern weil sich seither die Rechte und das Bild der modernen Frau beträchtlich verändert haben und dadurch auch größerer Stress in ihr Leben Einzug gehalten hat.

Jede Frau in einer bislang den Männern vorbehaltenen Führungsposition wird bestätigen, dass sie fünfmal so viel Leistung erbringen muss als ein Mann, um die gleiche Anerkennung zu finden. Quizsendungen oder Gameshows im Fernsehen werden in der Regel von Männern moderiert, die mit ihren sorgsam einstudierten Stegreifwitzen besonders witzig sein wollen. Die Rolle der Frau ist es, halb nackt und mit Dauerlächeln die Szene zu betreten und mehr oder minder intelligente Bemerkungen zu machen. Wie jeder andere Mann bewundere auch ich die Schönheit des weiblichen Körpers. Doch dieses Bild schmeichelt nicht gerade den geistigen Fähigkeiten der Frau.

In unseren Kursen macht es mich immer wieder wütend, wenn wir eine Frau nach ihrem Beruf fragen und als Antwort erhalten: »Ich bin nur Hausfrau.« Nur Hausfrau! Der Beruf der Hausfrau gehört mit zu den anstrengendsten überhaupt. Hat sie dann auch noch kleine Kinder, ist ihr Tag mehr als ausgefüllt. Der Großteil der Hausarbeit besteht aus ziemlich banalen Tätigkeiten, was jedoch nicht heißt, dass Intelligenz dabei keine Rolle spielt. Früher war ich der Meinung, mein Beruf als Wirtschaftsprüfer sei mit sehr viel Verantwortung verbunden.

Für mich bedeutete die Arbeit Stress, aber nur weil ich sie hasste. Die Arbeit, die ich heute mache, erfordert weitaus mehr Verantwortung, es geht dabei um Menschenleben, doch ich empfinde dabei keinen Stress, und sie macht mir Spaß.

Der größte Trugschluss beim Rauchen ist der, dass es gegen Stress helfe. Und es gibt heute mehr Raucherinnen als Raucher, weil Frauen im Allgemeinen mehr Stress ausgesetzt sind als Männer. Viele moderne Frauen müssen nicht nur mit den Männern konkurrieren, sondern darüber hinaus auch noch Kinder zur Welt bringen, Mutter sein, das Haus in Ordnung halten sowie für Essen und Kleidung der Kinder sorgen. Nur wenige moderne Männer wären in der Lage, alle diese Aufgaben zu bewältigen. Kein Wunder, dass heute mehr Frauen als Männer rauchen.

Vielleicht denken Sie jetzt, viele meiner Argumente mögen zwar auf Karrierefrauen zutreffen, nicht jedoch auf Teenager. Richtig, aber wie bereits erwähnt, war auch die Pubertät schon immer eine schwierige Phase, vor allem für Mädchen.

Früher bestand der Stundenplan für junge Mädchen vor allem aus Fächern wie Hauswirtschaft, Handarbeiten, Musik und Kunst. Sie wurden darauf vorbereitet, gute Ehefrauen und Mütter zu sein. Immerhin kannten sie dabei genau ihre Rolle. Welche Ziele haben junge Mädchen heute?

Unbestreitbar ist die Institution der Ehe immer mehr am Zerbröckeln. Soll ein Mädchen mit der Suche nach dem idealen Partner ihre ganze Zukunft aufs Spiel setzen, oder konzentriert sie sich besser auf ihre eigene Karriere und strebt nach Unabhängigkeit? Selbst wenn sie sich für Letzteres entscheidet und dies mit Erfolg umsetzt, was ist dann mit dem Kinderkriegen?

Schon in meiner Jugend hatten Mädchen größeren Stress zu bewältigen als Jungen. Sie wurden generell als Menschen zweiter Klasse behandelt. Man erwartete von ihnen Mithilfe im Haushalt. Dazu kam noch die physische und psychische Belastung durch die Menstruation. Junge Männer durften offen mit ihrer erwachenden Sexualität prahlen, folgte jedoch eine junge Frau ihren natürlichen Instinkten, galt sie als »gefallenes Mädchen« und musste auch noch Angst vor einer Schwangerschaft haben.

Aus meinen Äußerungen könnte man nun folgern, es sei für Frauen schwieriger, mit dem Rauchen aufzuhören. Falsch! Ich will lediglich darauf hinaus, dass Frauen tendenziell mehr Stress im Leben haben als Männer. Dadurch sind sie auch stärker gefährdet, in die Nikotinfalle zu tappen und nicht wieder herauszukommen. Wir sollten folgende Botschaft verbreiten:

RAUCHEN BESEITIGT STRESS NICHT,
SONDERN VERURSACHT IHN!

Die Nikotinabhängigkeit ist für die meisten Raucher nicht nur die Hauptursache von Stress, sie lässt auch noch viele andere Bereiche ihres Lebens als belastend empfinden.

Ich spreche hier nicht nur von den Auswirkungen der finanziellen Belastung und zunehmenden Vergiftung sowie den negativen Einfluss auf das körperliche und mentale Wohlbefinden, auf Leistungsfähigkeit und Selbstachtung – obwohl diese Faktoren für zunehmenden Stress in unserem Leben mitverantwortlich sind –, sondern auch von dem Gefühl der Panik, Leere und Unsicherheit, das durch Nikotin hervorgerufen wird. Das alles wirkt zusammen und lässt banale, alltägliche Ereignisse, die einen Nichtraucher kalt lassen, auf den Raucher wie große Katastrophen wirken.

Nehmen wir einen Moment lang an, Zigaretten würden tatsächlich gegen Stress helfen, dann müssten Raucher im Vergleich zu Nichtrauchern deutlich ruhiger und entspannter sein. Entspricht das der Realität? Erscheint nicht eher der Raucher angespannt und unruhig, vor allem dann, wenn er nicht rauchen kann? Sind es nicht die Raucher, die immer etwas brauchen, um ihre Nerven zu beruhigen? Warum sind Raucher so nervös, wenn Zigaretten doch die Nerven beruhigen?

Es gibt sehr viele negative Seiten im Zusammenhang mit dem Rauchen. Eine davon ist ganz sicher das Rauchen in der Schwangerschaft. Es macht mich wirklich wütend, dass unsere Gesellschaft es jungen Mädchen so leicht macht, abhängig zu werden.

Wir zwingen sie schon beinahe in die Falle. Wenn sie dann schwanger werden und die bis dahin wahrscheinlich schwierigste Phase ihres Lebens durchmachen und ihre kleine Krücke am dringendsten zu benötigen glauben, begegnen wir ihnen mit Verachtung.

Aus medizinischer Sicht ist diese Einstellung noch verständlich, aber weder der Mutter noch dem ungeborenen Kind ist damit geholfen. Doch auch Nichtraucher, ehemalige Raucher, Verwandte und Außenstehende glauben das Recht und die Verpflichtung zu haben, die junge Frau an den Pranger zu stellen. Selbst rauchende Freundinnen beteiligen sich an der Zurechtweisung: »Ich verstehe einfach nicht, dass du während der Schwangerschaft rauchst. Ich an deiner Stelle würde sofort aufhören.« Dies gilt jedoch nur, bis sie sich selbst in der gleichen Situation befinden.

Manche Mädchen haben Glück. Wie von selbst verändern sich – zum Wohl von Mutter und Kind – ihre Essgewohnheiten, und gleichzeitig scheint ihnen die Lust auf Zigaretten vergangen zu sein. Hier haben wir ein weiteres Beispiel für die einzigartige Funktionsweise des menschlichen Körpers. Andere junge Frauen entscheiden sich ganz bewusst, mit dem Rauchen aufzuhören, schaffen es aber nicht. Und selbst wenn das Baby dann gesund zur Welt kommt, haben sie ein schlechtes Gewissen, obwohl es wirklich nicht ihre eigene Schuld ist. Wieder andere schaffen es tatsächlich – bis nach neun beschwerlichen und aufregenden Monaten der neue Erdenbürger geboren wird.

Sind Mutter und Kind wohlauf, ist die Angst verschwunden, sind Schmerzen und Erschöpfung vergessen. Die junge Frau befindet sich nun in Hochstimmung. Sie erlebt ein Wechselbad der Gefühle; das Gehirn signalisiert jetzt: *Ich brauche eine Zigarette!*

Manche Frauen berichten, dass sie während der Schwangerschaft nicht geraucht hätten, sich aber sofort nach der Geburt eine Zigarette angesteckt haben. Manche widerstehen diesem plötzlichen Impuls, werden aber spätestens in der Phase der postnatalen Depression schwach. Leider ist die Schwangerschaft nur für wenige Anlass, für immer mit dem Rauchen aufzuhören. Wenn der ursprüngliche Grund nicht mehr vorhanden ist, verschwindet auch der Wunsch, nicht mehr zu rauchen.

Viele schwangere Frauen ignorieren die schädlichen Auswirkungen des Rauchens auf ihr ungeborenes Kind oder rechtfertigen es mit der Aussage: »Ich glaube, es würde dem Baby mehr schaden, wenn ich in der augenblicklichen Situation versuchen würde aufzuhören.« Manche behaupten sogar, ihr Arzt hätte ihnen aus diesem Grund ausdrücklich verboten, das Rauchen einzustellen. Ich könnte ein eigenes Buch darüber schreiben, was Ärzte angeblich für Ratschläge zum Thema Rauchen geben. Sicher sind einige davon wahr, doch die meisten werden von den Rauchern aus dem Zusammenhang gerissen zitiert oder nach Belieben modifiziert. Beliebt ist unter Rauchern auch, Argumente anderer Raucher zu übernehmen nach dem Motto: Was für den gilt, gilt auch für mich.

Ich habe nicht die Absicht, hier detailliert zu schildern, auf welche Weise Rauchen ein ungeborenes Kind schädigen oder sogar töten kann. Es gibt darüber ausreichend Literatur.

Eine ganz bestimmte negative Folge des Rauchens auf die Gesundheit eines Babys möchte ich jedoch nicht unerwähnt lassen. Ich habe gelesen, dass Kinder von heroinabhängigen Müttern unter Entzugserscheinungen leiden. Das scheint logisch, denn schließlich ist das Ungeborene an den Blutkreislauf der Mutter angeschlossen. Daraus könnte man ableiten, dass es sich mit Nikotin genauso verhält. Ich habe eine Umfrage in meinem Verwandten- und Freundeskreis gestartet, um herauszufinden, welche Babys in den ersten Wochen nach der Geburt grundsätzlich zufrieden waren und welche nicht.

Zugegeben, meine Umfrage beschränkte sich auf etwa zwanzig Babys und entspricht keineswegs den Standards einer wissenschaftlichen Untersuchung. Aber nur einige nichtrauchende Mütter hatten unruhige Babys, während die Kinder der rauchenden Frauen durchweg unruhig waren!

In den meisten Fällen verließ ich mich auf Beobachtungen, die zurzeit meiner Umfrage schon Jahre zurücklagen. Sie werden mir vielleicht unterstellen, dass ich das Ergebnis so manipuliert habe, dass es meinen Erwartungen entsprochen hat. Damit liegen Sie aber falsch. Die Resultate schienen sich meiner Ansicht nach zu widersprechen und veranlassten mich, meine These in Frage zu stellen. Sollte ein Baby durch den Nikotinentzug körperlich beeinträchtigt sein, kann es unmöglich wissen, dass eine Zigarette Abhilfe schaffen könnte. Aber aus welchem Grund ist es dann so unruhig.

Bei meinen Versuchen, mit Willenskraft aufzuhören, war ich immer sehr angespannt, weil ich keine Zigarette rauchen durfte. Dabei half mir auch die Erkenntnis nicht, dass das Gefühl der Leere durch die Zigarette ausgelöst wurde und bald verschwinden würde. Ich kannte nur zwei Situationen: die eine, in der ich glaubte, die Zigarette würde das Gefühl der Leere beseitigen, und die andere, in der ich wusste, dass sie dessen Ursache war. Ich habe keine Ahnung, was für ein Gefühl es ist, unter Nikotinentzug zu leiden, diesen Zustand aber nicht mit Zigaretten in Verbindung zu bringen. Wie sollte ich mir also darüber ein Urteil erlauben?

Doch folgende Überlegung könnte uns helfen. Ich habe den körperlich wahrnehmbaren Nikotinentzug mit dem Hunger nach Essen verglichen. Ich weine heute nicht mehr, wenn ich hungrig bin, aber als Baby tat ich es. Es ist von der Natur so eingerichtet, dass ein Säugling mit Weinen seinen Hunger signalisiert. Wenn es unter den Entzugserscheinungen von Nikotin leidet, empfindet es permanent ein Hungergefühl und weint deshalb auch ständig. Füttern befriedigt es jedoch nicht – im Gegenteil, die erschöpfte und verunsicherte Mutter neigt dazu, das Kind zu überfüttern, und macht damit alles nur noch schlimmer.

Frauen haben in der westlichen Gesellschaft eine höhere Lebenserwartung als Männer. In letzter Zeit deutet aber alles darauf hin, dass sich die Kluft allmählich schließt. Besteht hier vielleicht ein direkter Zusammenhang zwischen Rauchen und Lebenserwartung?

Um dieses Kapitel nicht ganz so ernst zu beenden, noch eine kleine Geschichte zum Schluss: Vor kurzem lernte ich eine Frau kennen, die es verhältnismäßig leicht fand, in der Schwangerschaft mit dem Rauchen aufzuhören, dann jedoch wieder anfing und es nicht wieder aufgeben konnte. Also wurde sie erneut schwanger, nicht aber, weil sie sich ein zweites Kind wünschte, sondern weil ihr das Aufhören dann leichter fallen würde. Das Beispiel ist nicht nachahmenswert, es hat nicht funktioniert!

Der zweite Punkt, den ich ansprechen möchte, bevor ich zu meiner Zusammenfassung komme, ist Folgender:

DER ZUSAMMENHANG ZWISCHEN RAUCHEN, ALKOHOL UND ANDEREN DROGEN.

KAPITEL 16

Der Zusammenhang zwischen Rauchen, Alkohol und anderen Drogen

Wir haben bereits über die massive Gehirnwäsche gesprochen, die uns vom Genuss und den Vorteilen des Rauchens überzeugen will. Außerdem haben wir darüber gesprochen, dass Kindheit und Pubertät äußerst schwierige Lebensabschnitte sind und wir, obwohl wir geistig und körperlich über alle Mittel verfügen, sie zu bewältigen, durch die Gehirnwäsche dahin gebracht werden zu glauben, dies sei nur mit Tabletten und Medikamenten möglich.

Die Wahrheit aber ist, dass beide Ansätze der Gehirnwäsche rein illusorischer Art sind. Uns fehlt nichts zum Leben, bis wir mit dem Rauchen anfangen. Ich will nicht behaupten, dass alles perfekt ist, doch wir können Spaß in der Freizeit haben und mit Stress umgehen, ohne auf Drogen zurückgreifen zu müssen. Erst wenn wir die ersten Zigaretten rauchen und von Nikotin abhängig werden, erscheint uns das, was uns die Gehirnwäsche suggeriert, plausibel.

Nun setzt ein Teufelskreis ein. Bevor er abhängig wurde, hat der Jugendliche vielleicht geglaubt, eine äußere Krücke zu benötigen. Vielleicht hat er auch geglaubt, dass Rauchen diese Krücke sei, doch es erfüllt diese Aufgabe nicht. Nun besitzt er aber nicht nur den Beweis, dass ihm doch etwas fehlt, er weiß darüber hinaus auch, dass die Zigarette diesen Mangel auszugleichen scheint. Er versteht nicht, warum das so ist – so wie wir nicht verstehen, warum Kratzen gegen Juckreiz zu wirken scheint. Wir wissen nur, dass es hilft, also tun wir es.

Nun empfindet der Jugendliche permanent eine gewisse Leere, und dieses Gefühl wird mit jeder neuen Zigarette hervorgerufen. Der Jugendliche hält dies jedoch für eine persönliche Schwäche, die er mit Hilfe einer Zigarette abstellen kann. Sein Körper entwickelt eine partielle Immunität gegen das Gift, sodass nun das Gefühl von Leere und Unsicherheit, das durch die vorhergehende Zigarette entstanden ist, nur noch teilweise verschwindet, wenn er die nächste Zigarette anzündet. Also raucht er automatisch häufiger, bis er schließlich nur noch minimale oder gar keine Erleichterung mehr verspürt.

Das ist die Phase, in der Jugendliche sich, sei es bewusst oder unbewusst, auf die Suche nach anderen chemischen Substanzen machen, mit denen sie die Leere füllen können. Viele greifen dann zu Marihuana, Kokain, Heroin und anderem. Sie stoppen das Rauchen nicht und begeben sich zusätzlich in eine neue Drogenabhängigkeit. Als ob Rauchen allein nicht schon destruktiv genug wäre.

Vielleicht fragen Sie sich, warum ich mich, nachdem ich so rasch vom Nichtraucher zum Kettenraucher geworden war, niemals für andere Drogen interessiert habe, vom Alkohol einmal abgesehen. Ich habe nicht einmal einen Joint versucht. Ich glaube, ich hatte Angst, abhängig zu werden. Als ich mit dem Rauchen anfing, war mir nicht bewusst, dass es sich dabei um eine Form von Sucht handelte, doch wurde ich so schnell und so stark von Nikotin abhängig, dass ich größte Angst davor hatte, mit den damals in meinen Augen harten Drogen zu experimentieren.

Während ich heute nicht mehr den leisesten Wunsch verspüre, andere Drogen zu versuchen, habe ich auch keine Angst mehr, ich könnte davon abhängig werden; denn ich weiß, dass Drogen weder Vorteile noch Genuss bieten, sondern genau das Gegenteil bewirken. Und ebenso sicher weiß ich, dass mein Körper über alle chemischen Substanzen verfügt, die er braucht, um mich das Leben genießen oder Stress bewältigen zu lassen. Notfalls würde ich sogar Heroin nehmen, um zu beweisen, dass ich nicht mehr abhängig werden kann. Nicht die chemische Reaktion, die die Droge auslöst, macht abhängig, sondern die Illusion, man könne ohne sie nicht mehr leben. Ist diese Illusion erst einmal als solche entlarvt, gibt es auch keine Abhängigkeit mehr.

Allerdings muss ich alle Jugendlichen davor warnen, mit Drogen zu experimentieren, nur um zu beweisen, dass sie nicht abhängig werden. Ich habe solche Experimente nicht nötig, weil ich weiß, dass ich nicht abhängig werden kann. Wenn ich Heroin nehmen würde, dann nur, wenn ich davon ausgehen könnte, dass es mich im Kampf gegen Drogen weiterbringt, und um zu demonstrieren, dass ich verstehe, wie Drogenabhängigkeit funktioniert.

Wenn Sie sich selbst gegenüber den Beweis erbringen müssen, dass Sie alle möglichen Drogen versuchen können, ohne abhängig zu werden, heißt das gleichzeitig, dass Sie das Wesen der Sucht nicht verstehen und in größter Gefahr schweben, tatsächlich abhängig zu werden. Wenn Sie Drogen konsumieren und davon überzeugt sind, alles unter Kontrolle zu haben,

SIND SIE BEREITS ABHÄNGIG.

Jede chemische Substanz, die wir uns zuführen, hat zwangsläufig eine gewisse Wirkung auf uns. Heroin ist ein Betäubungsmittel und wirkt als solches entspannend. Ein Effekt, der allerdings nur wünschenswert ist, wenn man glaubt, durch den Konsum der Droge das Problem aus der Welt zu schaffen. Doch dadurch wird alles nur noch schlimmer. Allein die betäubende Wirkung von Heroin als *high* zu bezeichnen, ist schon irreführend, denn Heroin ist kein Aufputsch-, sondern ein Beruhigungsmittel.

Wie ich gleich erläutern werde, hat die erste Erfahrung mit der Droge, ist sie nun angenehm oder unangenehm verlaufen, nicht im Geringsten etwas damit zu tun, ob wir abhängig werden oder nicht – mit einer Ausnahme: War die erste Erfahrung unangenehm oder nicht der Rede wert, haben wir keine Angst mehr, abhängig zu werden; war die Erfahrung extrem unangenehm, verlieren wir das Interesse an einer möglichen Wiederholung des Experiments. Wir alle kennen die Gefahren, warum aber nehmen wir dann überhaupt die erste Dosis Nikotin, Marihuana oder Heroin? Ich gehe davon aus, dass es in neun von zehn Fällen aus Neugier, Rebellion, Gruppenzwang oder purer Langeweile passiert. Und ich glaube, dass – mit Ausnahme von Nikotin – die erste Dosis einer Droge in der Regel konsumiert wird, wenn das Opfer unter dem Einfluss von Alkohol steht.

Das Gefährliche dabei ist, dass die erste Begegnung mit der Droge meist kein einschneidendes Erlebnis darstellt. Wir haben keine richtige Vorstellung davon, dass dieses scheinbar belanglose Ereignis schon bald unser ganzes Leben dominieren und ruinieren wird. Erst wenn wir bereits abhängig *sind* oder, genauer gesagt, *realisiert* haben, dass wir abhängig sind, erhält diese erste Erfahrung eine gewisse Bedeutung. Als Abhängiger fühlt man sich nun ziemlich idiotisch, wenn man sich den ersten Versuch noch einmal in Erinnerung ruft. Und noch idiotischer fühlt man sich, wenn man sich eingestehen muss: »Es war abstoßend, also machte ich weiter.« Da ist es schon einfacher zu sagen: »Es hatte sicher eine bestimmte Wirkung, oder ich empfand es als Genuss, warum hätte ich sonst damit weitergemacht?« Ja, warum sonst? Man sollte sich nicht dazu verleiten lassen, einem Abhängigen alles zu glauben, was er über seine erste angeblich so *belanglose* Begegnung mit der Droge sagt.

Die meisten Raucher gehen davon aus, dass sie von den Zigaretten, die sie im Lauf eines Tages rauchen, nur eine oder zwei wirklich genießen. In Wahrheit genießen sie nicht eine einzige. Ab und zu kommt ein Raucher zu uns, der glaubt, jede Zigarette, die er sich anzündet, würde ein echter Genuss für ihn sein. Erst wenn wir darauf bestehen, dass er ganz bewusst eine Zigarette raucht und uns erklärt, worin dieser Genuss besteht, wird ihm klar, dass er nicht existiert.

Ich persönlich habe nicht den geringsten Zweifel, dass ein Heroinabhängiger ebenso wenig wie ein Raucher wegen dieser grandiosen *highs* in der Falle gefangen bleibt. Heroin besitzt als Opiat sicher ähnliche Wirkung wie Alkohol. Ich habe überhaupt nichts gegen schmerzstillende Mittel einzuwenden, wenn sie vorübergehend zur Bekämpfung körperlicher Schmerzen dienen. Doch betrachtet man sie als mittel- oder langfristige Lösung gegen Depressionen, ist davon auszugehen, dass sich diese verstärken.

Vielleicht liegt die wahre Stärke von Heroin darin, dass es die Eigenschaften von Alkohol und Nikotin in sich vereint. Beide verursachen einen Rauschzustand und körperliche Beeinträchtigung beim Entzug. Vielleicht gewinnen Sie dem Rauschzustand auch positive Seiten ab, aber warum sollte jemand betrunken sein wollen? Heißt das nicht, dass derjenige unzufrieden ist, etwas im Leben vermisst? Ein Rausch bringt nur vorübergehend Erleichterung, löst aber in keiner Weise Probleme – im Gegenteil, die Probleme sind danach nur noch schlimmer. Das alles würde noch einen Sinn ergeben, wenn man wenigstens die vorübergehende Erleichterung genießen könnte. Doch wie soll man eine Situation genießen, die man nicht bewusst wahrnimmt? Halten Sie Alkoholiker für glückliche Menschen? Wenn ja, empfehle ich Ihnen, einmal ein Treffen der Anonymen Alkoholiker zu besuchen und dort einen Blick auf die Realität zu werfen.

Wenn Heroin die Eigenschaften von Alkohol und Nikotin besitzt, verdoppeln sich angesichts der Summe der negativen Aspekte auch die Gründe, sich nie darauf einzulassen. Doch hier geht es darum, Ihr Kind vor der Abhängigkeit zu bewahren oder, falls es schon abhängig ist, es daraus zu befreien. Sind nun die *highs* daran schuld, dass Abhängige in der Falle bleiben, oder liegt es an den Entzugserscheinungen? Heroinabhängige bleiben nicht wegen der einzigartigen *highs* bei der Droge, sondern sie fürchten die schlimmen Auswirkungen des Entzugs. Betrachten wir uns einige Fakten in Bezug auf diese Entzugserscheinungen einmal näher.

Ein weiteres großes Missverständnis im Zusammenhang mit der Abhängigkeit von Drogen im Allgemeinen und der von Heroin im Besonderen ist die Annahme, die körperlichen Entzugserscheinungen seien so unerträglich, dass Abhängige im fortgeschrittenen Stadium daran sterben können, wenn sie den Entzug über einen »Cold Turkey« versuchen. In unseren Kursen habe ich von ehemaligen Abhängigen nie eine schlimmere

Beschreibung gehört als: »Es ist ähnlich wie bei einer Grippe.« Angenommen, Sie lassen tausend Personen die Frage beantworten: »Welche Erfahrung war bisher die schlimmste Ihres Lebens?«, glauben Sie, auch nur einer würde sagen: »Diese Frage kann ich ohne zu zögern beantworten, es war eine Grippe.« Und nehmen wir an, Sie fragten eine Million Menschen: »Sie dürfen sich aussuchen, ob Sie für den Rest Ihres Lebens lieber eine Grippe haben oder heroinabhängig sind.« Kein Einziger würde sich für die Heroinabhängigkeit entscheiden!

Sie sind immer noch nicht überzeugt? Dann wollen wir weitere Beispiele anführen. Vor einigen Jahren gab es eine Sendung im englischen Bildungsfernsehen, in der gezeigt wurde, wie Heroin- und Abhängige anderer Drogen lange Gefängnisstrafen absaßen, ohne während dieser Zeit an die Droge zu kommen. Sie hatten dabei keinerlei gravierende körperliche Beschwerden. Doch sobald sie entlassen waren und in ihr altes Umfeld zurückkehrten, waren sie im Nu wieder abhängig.

Noch erstaunlicher fand ich jedoch den Teil der Sendung, in dem beschrieben wurde, wie amerikanische Polizisten, als Heroinabhängige getarnt, in die Drogenszene eingeschleust wurden. Was die Beamten an Stoff kauften, enthielt nur kleinste Mengen Heroin, manchmal überhaupt keins. Die wirklich Abhängigen, die genau denselben Stoff kauften, schienen dies überhaupt nicht zu bemerken. Aber wie kann ein Placebo den Entzug erleichtern, wenn er rein körperlicher Art ist?

In der Sendung wurde auf einen bereits zu einem früheren Zeitpunkt ausgestrahlten Beitrag hingewiesen, in dem es um die außerordentlich hohe Erfolgsrate bei der Behandlung von Heroinabhängigen in einem Kloster in Bangkok ging. Die betroffenen Personen mussten zu verschiedenen Tageszeiten ein bestimmtes Getränk zu sich nehmen. Der Mönch, der den Kurs leitete, behauptete, das Getränk würde alle Spuren von Heroin aus dem Körper des Abhängigen beseitigen. In erster Linie aber wurde den behandelten Personen unbeschreiblich übel. Das ist nicht weiter verwunderlich, denn eine chemische Analyse des Getränks ergab, dass sein Hauptbestandteil unser altbekanntes Nikotin war. Ist es nicht erstaunlich, wie oft ein Zusammenhang zwischen Nikotin und anderen Formen von Abhängigkeit besteht.

Die Abhängigen in diesem Kloster litten Qualen. Wenn sie sich nicht gerade übergeben mussten, lagen sie von Selbstmitleid überwältigt auf ihren Schlafstellen. Doch die Erfolgsquote war außergewöhnlich hoch. Westliche Experten verbrachten viele Stunden damit, die »magischen« Ingredienzien des Gebräus herauszufinden, die die Methode auf so wundersame Weise erfolgreich machten. Immerhin trug diese Kur dazu bei, den Mythos aus der Welt zu schaffen, Abhängige im fortgeschrittenen Stadium würden einen »Cold Turkey« nicht überstehen. In diesem Fall machten sie nicht nur einen »Cold Turkey« durch, sie waren zudem noch halb verhungert und mussten in regelmäßigen Abständen Gift zu sich nehmen. Dennoch haben sie diese Prozedur überstanden, und die meisten von ihnen waren danach ihre Sucht los.

Die falsche Auffassung, Abhängige im fortgeschrittenen Stadium seien körperlich nicht in der Lage, einen »Cold Turkey« zu überstehen, veranlasste die so genannten Experten in Sachen Heroinabhängigkeit dazu, mehr als bei allen anderen Drogen bei Heroin einen allmählichen Entzug und den Einsatz von Substitutionsmitteln zu propagieren. In meinem Buch *Endlich Nichtraucher!* habe ich ausführlich erläutert, warum dieser Ansatz im Fall von Nikotin die Aussichten auf Erfolg deutlich vermindert, wenn nicht sogar völlig zunichte macht. Und das Gleiche gilt für alle anderen Arten von Drogen.

Ich kann mir kaum etwas Schlimmeres vorstellen, als für immer zu erblinden, doch für eine blind geborene Person ist diese Situation normal. Es gehört zu den teuflischen Eigenschaften der Drogenabhängigkeit, dass das Abgleiten in die Sucht so langsam und unmerklich erfolgt, dass man sich dieser Entwicklung überhaupt nicht bewusst ist. Menschen, die nicht abhängig sind, betrachten einen chronischen Trinker, jemanden, der sich Heroin spritzt, oder einen Raucher, der sich permanent die Lunge aus dem Leib hustet, mit Schrecken. Für den Abhängigen ist das jedoch ganz normal, und zwar in einem solchen Maß, dass selbst Abhängige im fortgeschrittenen Stadium nicht sicher sind, ob sie wirklich aufhören sollen. Heroinabhängigen bietet der Stoff keinen besonderen Genuss, Rauchern oder Alkoholikern geht es mit dem Tabak oder der Flasche nicht viel anders. Und keiner von ihnen muss unerträgliche Schmerzen leiden, wenn er abstinent sein will.

Was all diese Menschen in der Abhängigkeit hält, ist, dass sie glauben, im Fall des Aufhörens auf eine wichtige Hilfe oder einen echten Genuss verzichten zu müssen. Früher oder später treffen sie dann die Entscheidung, das Elend der Abhängigkeit sei geringer als jenes des Verzichts; schließlich lag ihrer Meinung nach das Problem ja nicht im Konsum der Droge an sich, sondern darin, dass sie die Menge nicht unter Kontrolle halten konnten. Es ist ihnen nicht klar, dass sie die Menge noch nie wirklich im Griff hatten. Wenn sie dies nun versuchen wollen, führt das zu einem noch größeren Übel: Sie sind abhängig und müssen gleichzeitig verzichten.

Ich muss mich wiederholen, aber es ist wirklich einfach, von jeder beliebigen Droge loszukommen. Die so genannten Experten wissen, dass das eigentliche Problem für Abhängige das ist, auf Dauer von der Droge *wegzubleiben.* Das führen sie darauf zurück, dass ehemalige Abhängige in ihr altes Umfeld und zu den alten drogenabhängigen Freunden zurückkehren und aufgrund dieses Einflusses früher oder später selbst wieder zur Droge greifen. Genauso gut könnte man behaupten, Raucher werden deshalb wieder abhängig, weil sie in den Tabakladen gehen und dort einen netten Plausch mit dem Inhaber führen. Ein ehemaliger Raucher geht aber nur aus einem einzigen Grund in diesen Laden: *Um die Droge zu bekommen.* Viele ehemalige Drogenabhängige werden rückfällig, weil sie nicht geheilt, sondern nur enthaltsam waren. So lange sie ein Verlangen nach der Droge verspüren, und sei es noch so gering oder selten, bleiben sie anfällig, und da sie keine große Schwellenangst vor der Droge besitzen, geben sie irgendwann diesem Verlangen nach. Sie kehren in die alte Umgebung zurück und suchen wieder Kontakt zu ehemaligen Freunden, weil sie die Droge wollen. Abhängige tun sich nur aus einem Grund mit Menschen zusammen, für die sie eigentlich Verachtung empfinden, nämlich:

UM AN DIE DROGE ZU KOMMEN!

Die oben beschriebene Methode der Mönche war im Grunde eine Gegenschocktherapie. Schocktherapien sind in der Regel ineffektiv, weil Abhängige nicht glauben, jemals selbst betroffen zu sein, egal, wie schrecklich die Bilder sind, die man ihnen zeigt. Sie wollen es erst wahrhaben, wenn es schon zu spät ist. Doch jeder, der an der Kur in dem Kloster teilgenommen hat, überlebte eine Prozedur, die zehnmal schlimmer war als die Abhängigkeit selbst. Auf keinen Fall würde er jemals wieder rückfällig werden, denn diese Kur würde er kein zweites Mal mitmachen!

Ich will keine Werbung für die Kur der Mönche betreiben, sondern lediglich beschreiben, wie sie funktioniert. Sie hat drei entscheidende Nachteile:

1. Das Horrorszenario, das die Abhängigen zu durchlaufen haben.
2. Die Kur beseitigt nicht das eigentliche Problem, nämlich das Verlangen nach der Droge, folglich empfindet der ehemalige Abhängige ein Gefühl von Verzicht und bleibt anfällig. Manche werden rückfällig und müssen die Prozedur wiederholen.
3. Anstatt die Mechanismen der Abhängigkeit offen zu legen, stiftet die Kur nur noch größere Verwirrung.

Zum Glück sind wir nicht auf solch drastische Methoden angewiesen. Die erfreuliche Botschaft lautet, dass man auf einfache Weise jede Art von Droge aus seinem Leben verbannen kann, wenn man erst einmal verstanden hat, dass sie keinerlei Vorteile bietet und man auch ohne sie ein vollständiger Mensch ist.

Vielleicht fragen Sie sich, warum ich Drogen wie Alkohol, Crack, Nikotin, Heroin, Kokain und andere Suchtmittel, die heute auf dem Markt angeboten werden und auf unterschiedlichste Weise Körper und Geist beeinflussen, alle in einen Topf werfe. Das geschieht nur aus einem einzigen Grund:

SIE BEEINFLUSSEN TATSÄCHLICH
UNSEREN GEIST UND UNSEREN KÖRPER.
DIESER EINFLUSS IST NEGATIV.
UND:
UNSER GEIST UND UNSER KÖRPER SIND
OHNE DIESE DROGEN VOLLSTÄNDIG.

Ehe wir zu unserer Zusammenfassung kommen, sollten wir noch Folgendes thematisieren:

DIE HERKÖMMLICHEN STRATEGIEN.

KAPITEL 17

Die herkömmlichen Strategien

Welche Strategien hat unsere Regierung nun entwickelt, um die Gesellschaft vom »schwarzen Tod« des 20. Jahrhunderts zu befreien? Bisher gibt es sechs verschiedene Ansätze, das Problem zu bewältigen:

1. *Schocktherapie.* Massive Öffentlichkeitsarbeit, um die Abhängigen über etwas aufzuklären, was sie längst wissen, und zwar besser als diejenigen, von denen sie aufgeklärt werden: *Dass sie Narren sind!* Diese Einsicht konnte aber weder die meisten Betroffenen vom Rauchen abhalten noch unsere Kinder vor der Falle bewahren.
2. *Die Suche nach geeigneten Ersatzstoffen.* Das Problem ist bei allen Arten von Drogen das Gleiche, aber nehmen wir als Beispiel das Rauchen. Hier zunächst die Wiedergabe einer Unterhaltung:

   »Warum brauchen wir einen Ersatzstoff?«

   »Entschuldige, aber das ist eine ziemlich dumme Frage. Natürlich brauchen wir einen Ersatzstoff, um die Leere auszufüllen, die dann entsteht, wenn wir nicht mehr rauchen.«

   »Kann sein, dass ich nicht ganz verstehe, worauf du hinauswillst. Normalerweise sucht man doch nur nach Ersatz, wenn das Original nicht mehr zu bekommen ist. Aber ich habe nicht den Eindruck, dass Zigaretten knapp sind.«

»Das stimmt nicht ganz. Ein Ersatz kann auch dann hilfreich sein, wenn das Original in einigen Aspekten nicht zufrieden stellend ist.«

»Du meinst, Zigaretten helfen zwar gegen Langeweile und Stress und fördern Konzentration und Entspannung, sind aber gleichzeitig auch extrem ungesund, teuer, unsozial und machen abhängig.«

»Nun beginnst du, das Problem zu verstehen.«

»Ich glaube, ja. Du suchst nach einer chemischen Substanz, die Langeweile und Stress abbauen sowie Konzentration und Entspannung fördern soll, aber nicht die schädlichen Nebenwirkungen des Nikotins besitzt.«

»Genau.«

»Aber Langeweile und Konzentration sind etwas völlig Gegensätzliches, ebenso wie entspannte und stressige Situationen. Glaubst du wirklich, du kannst dafür Ersatz finden.«

»Es könnte schwierig werden, aber wir müssen es versuchen.«

»Wer von uns beiden ist hier eigentlich der Dumme?«

Das Idiotischste dabei ist, dass die am häufigsten propagierten Ersatzstoffe genau die Droge enthalten, von der der Raucher wegkommen möchte. Vor welcher Dummheit schrecken diese so genannten Experten eigentlich nicht zurück?

»Ach ja, sehen Sie, Ihr eigentliches Problem ist Ihre Nikotinabhängigkeit. Zum Glück können wir Ihnen mit einem Ersatzstoff helfen. Sie können selbst wählen, ob Sie etwas zum Kauen möchten, ein Pflaster, von dem aus die Substanz über die Haut absorbiert wird, oder ein sehr praktisches Nasenspray, das es seit kurzem gibt.«

»Oh, vielen Dank, Herr Doktor. Ach, übrigens, was für ein Ersatzstoff ist das eigentlich?«

»Nikotin natürlich.«

Können Sie sich vorstellen, ein Arzt würde zu einem Jugendlichen, der Heroin raucht, Folgendes sagen: »Bitte rauchen Sie es nicht, Rauchen ist gefährlich. Warum spritzen Sie es sich nicht und entwöhnen sich auf diese Weise?«

Das wirklich Erschreckende an jeder Art von Ersatzstoff ist, dass der Abhängige glaubt, er müsse ein echtes Opfer bringen und sei nicht in der Lage, ohne die Droge zu leben. Suchen Sie sich vielleicht nach einer überstandenen Grippe, eine andere Krankheit, die an deren Stelle tritt? Natürlich nicht! Der Schlüssel zu meiner Methode ist, Abhängigen klarzumachen, dass sie vollständige Menschen waren, bevor sie an die Droge gerieten, und das auch wieder sein werden, sobald sie sich von ihren falschen Vorstellungen befreit haben.

3. *Veränderung der sozialen Strukturen und des Umfelds, in denen Menschen an die Droge geraten.* Ich befürworte diese Methode um ihrer selbst willen. Doch die Abhängigkeit von jeglichen Drogen kennt erwiesenermaßen keine gesellschaftlichen Barrieren. Wollte man damit Erfolg haben, müsste man jegliche Art von Stress von den Menschen fern halten. Ein schöner Gedanke, aber wohl kaum realisierbar.
4. *Das Konzept der Anonymen Alkoholiker.* In meinen Augen die schlimmste Vorgehensweise überhaupt, da sie dem Abhängigen die Schuld zuweist und nicht der Droge oder der Einstellung der Gesellschaft zur Droge.
5. *Verbot von Werbung.* Dies hat meiner Meinung nach die gleichen Nachteile wie das Verbot eines Produkts. Mir ist bekannt, dass in Ländern, in denen die Werbung verboten wurde, statistisch ein Rückgang des Tabakkonsums nachgewiesen wurde. Ich bin freier Wirtschaftsprüfer, und Statistiken waren mein tägliches Brot. Daher weiß ich, wie irreführend sie sein können. Auch in Großbritannien ging der Tabakkonsum in den letzten Jahren beachtlich zurück, aber ohne ein Verbot der Werbung. Die Organisatoren des Nationalen Nichtrauchertages schreiben sich diesen Erfolg auf ihre Fahnen, ohne dafür auch nur den geringsten Nachweis zu erbringen.
6. *Unterbindung des Drogennachschubs.* Dieser Ansatz sieht folgendermaßen aus: Woche für Woche hören wir, dass ein

großer Drogenring aufgeflogen ist und die Behörden im Kampf gegen die Drogendealer allmählich die Oberhand gewinnen. Gleichzeitig aber nimmt die Abhängigkeit von Drogen zu. Sind wir wirklich nicht in der Lage, aus der Geschichte zu lernen? Die Prohibition hat uns gelehrt, dass die Gesetze die Haltung der Gesellschaft widerspiegeln sollten und nicht umgekehrt, denn sonst werden sie nicht eingehalten. Noch wichtiger aber war die folgende Lehre: Besteht die Nachfrage nach einem Produkt, gibt es immer auch ein Angebot.

Das Verbot von Alkohol trug also nicht zur Lösung des Problems bei. Im Gegenteil, es verursachte ein noch viel größeres: das organisierte Verbrechen. Wahrscheinlich verdanken die Drogenringe von heute ihren Erfolg der Erfahrung der Schmuggler während der Prohibition. Und wenn es um die Abhängigkeit von Heroin geht, scheinen die Behörden dem *kriminellen* Akt des Drogenhandels größere Bedeutung beizumessen als dem Elend, in das die Abhängigen durch ihren Konsum geraten.

Dass die Prohibition das Alkoholproblem nicht aus der Welt schaffen konnte, veranlasst so manche Experten zu der Annahme, die Lösung des Problems liege in der Legalisierung aller Drogen. Dabei übersehen sie allerdings, dass die Aufhebung der Prohibition das Problem auch nicht beseitigen konnte. Nikotin und Alkohol jedoch, die in ungleich höherem Maß zu Tod, Elend und Zerstörung führen als alle anderen Drogen zusammen, sind beide auf legalem Weg zu beschaffen.

Alle oben genannten Ansätze wären vertretbar, wenn sie das Problem wirklich lösen könnten, aber das gelingt ihnen nicht. Man kann nicht ein Leben lang Stress oder depressive Verstimmungen von Einzelpersonen fern halten, ganz zu schweigen von ganzen Bevölkerungsgruppen. Und solange Menschen glauben, sie könnten ihre Probleme mit Drogen in den Griff bekommen, werden sie diese auch nehmen, egal, ob sie verboten sind, ob öffentlich für sie geworben wird oder ob sie gesundheitsschädlich sind. Es gibt nur eine echte Alternative, nämlich die Verbreitung jener Methode, für die ich mich seit vierzehn Jahren einsetze und deren Wirksamkeit längst bewiesen ist.

Es bedarf einer massiven Gegengehirnwäsche, um die Gesellschaft aufzuklären, und zwar nicht über die schrecklichen Nebenwirkungen der Drogenabhängigkeit, sondern über andere, immer noch zu wenig bekannte Aspekte:

1. Drogen erfüllen nicht die Erwartungen, die man in sie setzt, sondern bewirken genau das Gegenteil.
2. Wir brauchen grundsätzlich keine Drogen. Wir verfügen über alles, was wir benötigen, um mit dem Leben fertig zu werden und Freude daran zu haben.

Wenn wir es schaffen, dieses Ziel zu erreichen, haben wir damit auch das Problem gelöst und das Verlangen nach der Droge beseitigt.

Aber sehen wir den Fakten ins Auge. Bis zum heutigen Tag konnten wir nicht einmal die Geschwindigkeit, mit der sich Drogenabhängigkeit weiter verbreitet, unter Kontrolle bringen. Wäre aber nur eine der oben genannten Methoden wirksam, hätte uns dies gelingen müssen. Die neue Labour-Regierung in Großbritannien hatte eine grandiose Idee, sie ernannte einen »Drogenzaren«. Ruft man sich das Schicksal des letzten Zaren ins Gedächtnis, ist die Wahl des Namens wohl etwas missglückt.

Aber davon ganz abgesehen, können Sie sich vorstellen, welche Unterhaltung darüber im zuständigen Ministerium vielleicht stattgefunden haben könnte?

»Nun, zu welchem Punkt haben wir noch Versprechungen gemacht, etwas zu ändern?«

»Dieses Drogenproblem steht im Moment ziemlich im Vordergrund, ein paar Jugendliche haben sich wieder mit Ecstasy umgebracht.«

»Warum tun wir dann nichts dagegen?«

»Das ist nicht ganz einfach. Alles, was wir unternehmen, scheint die Macht der Drogenbarone nur noch mehr zu stärken.«

»Ich hab die Lösung. Wir ernennen einfach einige Anti-Drogenbarone.«

»Klingt ziemlich abgedroschen. Und wie viele wollen wir ernennen?«

»Oder wir ernennen einen Anti-Drogenkönig. Dann brauchen wir nur einen.«

»Viel besser, allerdings war Elvis in letzter Zeit wieder ein Thema in den Medien und wird ja meistens als der ›King‹ bezeichnet. Und von ihm kann man wohl kaum behaupten, er hätte was gegen Drogen gehabt.«

»Wie wäre es mit einem Anti-Drogenfürsten, einem Grafen oder Herzog? Aber das alles ist nicht optimal.«

»Ich hab *die* Idee! Ein *Drogenzar*!« Von den Zaren ist keiner mehr am Leben, wir werden also niemandem zu nahe treten, und außerdem waren sie Alleinherrscher. Wir brauchen also auch nur einen!«

»Ausgezeichnet! Problem gelöst, noch dazu so einfach. Will man ein Problem gelöst haben, ernennt man einfach jemanden, der es lösen soll.«

»Einen Moment noch. Ist es wirklich so einfach, wen wollen wir eigentlich ernennen?«

»Es gibt doch schon seit Jahren Anti-Drogen-Spezialisten. Wir nehmen einen hochrangigen Beamten aus dem Polizeidienst oder vom Zoll, der über mehrjährige Erfahrung in der Drogenszene verfügt.«

»Aber würde es sich dabei nicht um einen Experten in Methoden handeln, die fehlgeschlagen sind?«

»Das ist anzunehmen.«

»Aber wie können wir dann das Drogenproblem lösen?«

»Gar nicht, aber wir werden unser Problem dadurch lösen. Wenn er keinen Erfolg hat, ist das sein Fehler und nicht unserer, schließlich ist er ja der Fachmann. Wir machen es dann wie immer: Wir schlagen ihn zum Ritter und ernennen jemand anderen.«

Die konservative Partei müsste sich eigentlich darüber ärgern, dass sie nicht an diese simple Lösung gedacht hat. Aber im

Grunde tat sie nichts anderes. Vor einigen Jahren nahm Sir Angus Ogilvy Kontakt mit mir auf. Er selbst wiederum war vom zuständigen Minister aufgefordert worden, sich die führenden Experten im Kampf gegen das Drogenproblem zu holen und deren Aktivitäten zu koordinieren. Bei seinen Recherchen stolperte er immer wieder über meinen Namen: »Wenn es um Drogen geht, sollten Sie mit Allen Carr sprechen.« Er hatte auch schon *Endlich Nichtraucher!* gelesen und war überzeugter Anhänger meiner Methode. Er lud mich in den St.-James's-Palast ein, um die Angelegenheit mit mir zu besprechen, und erläuterte mir das Problem. Ich schlug ihm die nahe liegendste und simpelste Lösung vor: »Sie wissen, wie man Gelder lockermacht, ich kenne die einzig wirksame Methode gegen Drogenabhängigkeit. Sie kümmern sich um das Geld, ich löse das Problem.«

Sir Angus bezweifelte, ob er den Minister von einer so simplen Lösung überzeugen könnte. Mir war von Anfang an klar, dass ihm das nicht gelingen würde. Denn wie könnte ein Einzelner eine so einfache Lösung parat haben, wenn doch alle führenden Experten zusammen nicht in der Lage waren, das Problem auch nur annähernd in den Griff zu bekommen, von einer Lösung ganz zu schweigen?

Ich fürchte, auch Sie müssen sich entscheiden zwischen den herkömmlichen Methoden, die sich als unwirksam erwiesen haben, und der Methode von Allen Carr. Vielleicht fällt Ihnen die Entscheidung leichter, wenn Sie sich immer wieder ins Gedächtnis rufen, dass ich aus nur einem Grund berühmt geworden bin, weil

MEINE METHODE FUNKTIONIERT.

KAPITEL 18

Meine Methode funktioniert

Wir haben uns bis hierher mit vielerlei Aspekten der Drogenabhängigkeit auseinander gesetzt. Meine Absicht war es, Sie über die ganze Wahrheit aufzuklären, und ich hoffe, dass mir dies gelungen ist. Allerdings haben wir es mit einem extrem komplexen Thema zu tun, daher ist es auch nicht verwunderlich, wenn Sie sich im Moment etwas konfus fühlen. Fassen wir deshalb das Ganze noch einmal zusammen, um uns absolute Klarheit darüber zu verschaffen, auf welches Ziel wir hinarbeiten und wie wir es am besten erreichen können.

Wichtigste Aufgabe dieses Buches ist:

IHRE KINDER VOR DER DROGENABHÄNGIGKEIT ZU BEWAHREN.

An zweiter Stelle – für den Fall, dass es dafür bereits zu spät ist – steht die Absicht:

IHREN KINDERN HILFESTELLUNG ZU GEBEN, DAMIT SIE SICH DARAUS BEFREIEN KÖNNEN.

Wenden wir uns zuerst den grundlegenden Elementen zu, die zum Erreichen beider Ziele unerlässlich sind.

Das kann sehr schwierig sein. Meine eigenen Kinder sind nun in dem Alter, in dem sie alle selbst schon wieder Kinder haben. Mir wurde immer wieder bestätigt, man könne sich gut mit mir unterhalten, dennoch habe ich Probleme, mit meinen eigenen Kindern ins Gespräch zu kommen. Vielleicht stammen die Schwierigkeiten noch aus jener Zeit, als ich ihnen zu erklären versuchte, nicht auf die Straße zu laufen, weil sie unter ein Auto geraten könnten. Damals hatte ich das Gefühl, sie hätten nicht verstanden, worum es mir ging, also löste ich das Problem dadurch, dass ich ihnen einfach verbot, sich in der Nähe der Straße aufzuhalten. Ich glaube, sie hatten mehr Angst vor mir als vor den Gefahren der Straße. Durch dieses Verbot war zwar das Problem mit der Straße aus der Welt, aber ich vermute, es war auch der Auslöser für ein lang anhaltendes Kommunikationsproblem.

Lassen Sie nichts unversucht, um die Kluft zwischen den Generationen zu überwinden. Falls Sie jedoch das Gefühl haben, nicht den richtigen Zugang zu Ihren Kindern zu finden, bitten Sie einen nahe stehenden Verwandten oder Freund, eine Person, der Ihre Kinder vertrauen, mit ihnen zu sprechen. Wenn das auch nicht funktioniert, gibt es immer noch unsere Kurse.

Halten Sie Ihren Kindern keine Vorträge, und achten Sie darauf, sie nicht von oben herab zu behandeln. Und vor allem, seien Sie absolut ehrlich. Versuchen Sie auch nicht, die Fakten herunterzuspielen oder zu übertreiben. Sprechen Sie mit Ihren Kindern wie mit Erwachsenen über das Thema. Verzichten Sie auf weitschweifige Ausführungen. Das nervt und langweilt Jugendliche und Erwachsene.

Gute Kommunikation ist eine Fähigkeit, die erlernbar ist. Sie können sich nicht wirklich mit jemandem unterhalten, wenn Sie nicht seine Sprache sprechen oder er Ihre nicht versteht. Komplizierte Formulierungen machen keinen besonderen Eindruck auf Menschen, die Sie verstehen. Sie beeindrucken vielleicht Personen, die Sie nicht verstehen, führen aber auch dazu, dass diese sich unterlegen oder bloßgestellt fühlen. Das ist aber der

Kommunikation abträglich. Es zeugt nicht gerade von Intelligenz des Gesprächspartners, wenn er seine Botschaften in Worte kleidet, die der Adressat nicht versteht.

Als ich mit Gruppenkursen begann, wurde mir sehr schnell klar, dass ich mich immer nach dem Teilnehmer richten musste, der innerhalb der Gruppe am meisten Probleme hatte, meinen Ausführungen zu folgen. Nun sind Sie sicher vom Gegenteil ausgegangen; denn wenn ich mich nur nach dieser Person richte, führt dies logischerweise zu einer Benachteiligung aller anderen Teilnehmer.

Sicher ist Ihnen bei Quizsendungen im Fernsehen schon aufgefallen, dass die erste Frage immer sehr einfach ist, um die Aufregung bei den Konkurrenten etwas zu mindern. Alle Kandidaten wissen die richtige Antwort. Jeder im Publikum weiß die richtige Antwort. Jeder Zuschauer zwischen vier und hundertvier weiß die richtige Antwort. Nur ein einziger Mensch weiß die Antwort nicht, nämlich der Kandidat, an den die Frage gerichtet ist, selbst wenn er Universitätsprofessor ist.

Wir alle kennen dieses Phänomen: Wenn man im Mittelpunkt steht, ist alles Wissen häufig wie ausgelöscht. Will man sich gemeinsam mit seinen Kindern über das Thema Rauchen – oder eine andere Form der Abhängigkeit – auseinander setzen, kann es nützlich sein, die Argumente nicht direkt auf sie zu münzen. Denn das könnte bei ihnen den Eindruck erwecken, wie Angeklagte im Zeugenstand in die Mangel genommen zu werden. Das würde unweigerlich zur Abwehr führen. Ratsamer ist es in diesem Fall, sich über Jugendliche, Raucher oder Drogenabhängige im Allgemeinen zu äußern. Das würde ich besonders dann empfehlen, wenn Sie den Verdacht haben, Ihr Kind sei bereits abhängig oder experimentiere mit Drogen.

Sehr gut lassen sich Botschaften auch vermitteln – häufig dann, wenn der Adressat sich eigentlich gar nicht dafür interessiert –, indem man darauf verzichtet, sie als gegebene Tatsache hinzustellen, sondern sie vielmehr als Frage formuliert, und zwar so, als würde man die Antwort tatsächlich nicht kennen. Damit bringen Sie Ihr Kind dazu, sich auf das Thema einzulassen und ernsthaft darüber nachzudenken.

Ich werde Ihnen ein Beispiel schildern, in dem beide Techniken angewandt werden. Nehmen wir an, Sie hätten gerade entdeckt, dass eines Ihrer Kinder raucht. Ihre Gefühle dabei sind sehr gemischt. Sie sind wütend, weil Ihr Kind all Ihre Warnungen in den Wind geschlagen und Sie auch noch hintergangen hat. Sie sind enttäuscht. Und Sie haben Angst, dass es auf direktem Weg in den Nikotinschacht fallen wird. Dazu kommen vermutlich noch Schuldgefühle, dass Sie zu wenig dagegen unternommen haben. Diese Schuldgefühle sind besonders stark, wenn Sie selbst rauchen oder geraucht haben.

Wenn Sie jemandem die Natur der Nikotinfalle erklären wollen, ist es wichtig, Ihrem Gegenüber klarzumachen, dass er sich nicht bewusst und aus freien Stücken für das Rauchen entschieden hat. Wenn Sie das Thema Rauchen anschneiden, neigen Sie vielleicht dazu, mit Worten wie den folgenden zu beginnen: »Ich möchte dich darüber aufklären, dass du diese Zigarette nicht aus freien Stücken heraus rauchst, auch wenn du glaubst, das ist so.«

Wenn Sie dies in einem Tonfall tun, der alle Ihre unterschiedlichen Gefühle widerspiegelt – Wut, Enttäuschung, Angst und Schuld –, können Sie jegliche Hoffnung auf Verständigung begraben. Ihr Kind befindet sich in der Rolle des Täters, der auf frischer Tat ertappt wurde, wird sich defensiv verhalten und nicht zuhören. Und selbst wenn es Ihnen zuhört, wird ihm Ihre Behauptung, die durchaus zutreffend sein mag, als kompletter Unsinn erscheinen. »Natürlich habe ich mich selbst dafür entschieden, diese Zigarette zu rauchen. Niemand hat mich dazu gezwungen.«

Sagen Sie Ihrem Kind möglichst nichts, wenn Sie entdeckt haben, dass es raucht. Bevor Sie mit ihm reden, sollten Sie auch versuchen, die oben erwähnten Gefühle zu verdrängen, sie würden der Sache nur schaden. Keiner der Beteiligten, weder Sie noch Ihr Kind, ist kriminell. Das einzig kriminelle Element ist das »heimtückische Kraut«. Gehen Sie das Thema folgendermaßen an: »Glaubst du, dass jemand raucht, weil er sich ganz bewusst dafür entschieden hat?«

Damit kommt eine interessante Unterhaltung über Raucher

und das Rauchen im Allgemeinen in Gang, und Ihr Kind hat genügend Spielraum, um in das Gespräch einzusteigen, ohne gleich unter Druck zu geraten. Egal, welche Richtung die Unterhaltung nimmt, es wird sich ausreichend Gelegenheit bieten, die sechs Absätze zu zitieren, auf die in Kapitel 3 Bezug genommen wurde.

2. Vermeiden Sie Schocktherapien

Die negativen Seiten des Rauchens geben ein so erschreckendes Bild, dass man nur allzu leicht in Versuchung gerät, an den gesunden Menschenverstand seines Kindes zu appellieren, in der Hoffnung, dies allein würde schon genügen, um die Tochter oder den Sohn vor der Abhängigkeit zu bewahren oder zum Aufhören zu bewegen.

Stellen Sie sich einen Arzt vor, der einen Gefangenen in einem Straflager besucht und folgende Worte an ihn richtet: »Nun ja, es ist ganz schön feucht hier, Sie werden sich garantiert eine Lungenentzündung holen, außerdem sind Sie ganz klar unterernährt. Und ihre Familie macht sich große Sorgen um Sie. Das Beste ist, Sie gehen nach Hause.«

Diesen Arzt würde man als Idioten bezeichnen. Was der Gefangene braucht, ist nicht jemand, der ihm sagt, was er ohnehin schon weiß, sondern jemand, der ihm den Schlüssel in die Hand drückt, um das Gefängnis verlassen zu können.

Im Fall von Drogen ist das Gefängnis unsichtbar. Es gibt keinen Stacheldraht und keine Wachen. Was soll also einen Abhängigen daran hindern, sich selbst zu befreien, wenn er erst einmal von seiner Dummheit überzeugt ist?

Nichts, wenn es sich nicht doch um ein Gefängnis handeln würde – und Abhängigkeit ist ein Gefängnis: *Das ist eine Tatsache, die Sie akzeptieren müssen!*

Der oben erwähnte Arzt wird sich noch lächerlicher machen, wenn er den gleichen Rat jemandem erteilt, der sich nicht in einem Gefängnis befindet und auch nicht befürchten muss, jemals in eins zu kommen. Sind Ihre Kinder noch nicht abhängig, wäre es dumm von Ihnen zu hoffen, dass Sie sie vor der Sucht bewahren können, indem Sie ihnen einen Vortrag halten über etwas, woruber sie selbst schon langst Bescheid wissen: über die erschreckenden Seiten der Drogenabhängigkeit. Sie haben nämlich nicht die geringste Absicht, abhängig zu werden. Sie warnen vor einer Gefahr, die für Ihre Kinder nicht existiert. Genauso gut könnten Sie sie vor dem Biss einer giftigen Schlange warnen, die im Südosten Sumatras heimisch ist, obwohl sie gar nicht vorhaben, dorthin zu reisen.

Zugegeben, wenn man das Wesen der Drogenabhängigkeit nicht versteht, ist es nur logisch, seine Kinder vor den Gefahren zu warnen. Doch wenn das Wirkung hätte, würden nicht noch immer hunderttausende Jugendliche in die Falle tappen:

AKZEPTIEREN SIE
DIESE SIMPLE TATSACHE!

Ist Ihr Kind bereits abhängig, ist Schocktherapie denkbar ungeeignet, weil es sich seiner Abhängigkeit nicht bewusst ist. Es glaubt, sich unter Kontrolle zu haben. Es sieht sich in einem Ferienlager, nicht in einer Strafkolonie. Wenn Schocktherapie bei Rauchern, die bereits ein Bein verloren oder mehrere Bypassoperationen hinter sich haben, die unter Asthma, Bronchitis und Emphysemen leiden, nichts bewirkt, können wir wohl kaum erwarten, dass sie Raucher beeinflusst, die sich noch nicht in diesem Stadium befinden und sich auch nicht vorstellen können, jemals in ein solches zu geraten.

Und vergessen Sie nicht, dass Jugendliche, die bereits abhängig sind, in mehreren Punkten jenen unterlegen sind, die bisher noch nicht in die Falle gegangen sind. Sie glauben, die Droge biete echten Genuss oder Hilfe. Sie glauben, eine chemische Krücke zu brauchen.

Unser Hauptanliegen muss es sein, die Gründe zu beseitigen, derentwegen unsere Jugendlichen in die Falle tappen. Als Erstes müssen wir offen legen, wie genial und raffiniert diese Falle funktioniert.

Glauben Sie, Sie könnten eine Fliege, die über ein Zehntel der Intelligenz Ihres Kindes verfügte, davon abhalten, nicht auf den Nektar der Fleisch fressenden Pflanze hereinzufallen? Ich vermute, Sie könnten es. Wenn also unsere Kinder zehnmal intelligenter sind und wir erwiesenermaßen mit Ihnen reden können, dürfte es doch nicht so schwer sein, Ihnen die Nikotinfalle zu erklären. Aber leider stoßen wir hier auf einige grundlegende Probleme. Erstens: Warum sollte sich Ihr Kind für die Genialität und Raffinesse der Falle interessieren? Wenn es bereits abhängig ist, wird es dies nicht wahrhaben wollen und, wie schon erwähnt, überzeugende Gründe dafür finden, warum es darüber nichts hören will. Wenn es noch nicht abhängig ist, wird es davon überzeugt sein, dies auch nie zu werden, warum also das Interesse wecken?

Einen Vorschlag, wie man das Thema angehen kann, habe ich bereits gemacht. Dieser ersten Frage kann eine weitere folgen: »Die Nachteile des Rauchens liegen so klar auf der Hand. Hast du vielleicht – nicht nur für dich und mich, sondern für jeden beliebigen Raucher – eine Erklärung dafür, warum so viele Raucher abhängig werden und selbst dann weiterrauchen, wenn sie wissen, dass die Zigaretten für sie tödlich werden können und ihnen nicht den geringsten Vorteil bieten?« Und fügen Sie noch eine Frage an: »Kennst du den Grund, warum ein Raucher sich eher ein Bein amputieren lässt, als mit dem Rauchen aufzuhören, selbst wenn er weiß, dass er das Bein behalten könnte, wenn er es einstellen würde?«

Nun höre ich schon Ihren Einwand: »Moment mal, das ist doch nichts anderes als Schocktherapie. Und eben haben Sie mir geraten, genau das zu vermeiden.« Nein, das ist es nicht. Um Schocktherapie handelt es sich dann, wenn Sie Ihren Kindern sagen, sie könnten ein Bein verlieren, wenn sie rauchen. Doch die letzte Frage hat nicht unmittelbar etwas mit Ihren Kindern zu tun, Sie fordern sie damit lediglich auf, andere Menschen zu beobachten. Das ist nicht schockierend, sondern enthüllend. Sie versuchen in diesem Stadium lediglich, das Interesse Ihrer

Kinder für die Genialität und Raffinesse der Falle zu wecken. Zudem ist es eine behutsame Methode, Ihre Kinder für die dunklen Seiten des Rauchens zu sensibilisieren.

Gehen wir nun davon aus, Sie hätten den ersten Schritt mit Erfolg absolviert, nämlich Ihre Kinder für die Genialität und Raffinesse der Falle zu interessieren. Der nächste Schritt besteht darin, ihnen die Funktionsweise der Falle zu erklären. Das erscheint auf den ersten Blick ganz einfach. Als ich selbst das Geheimnis entdeckte, war ich davon überzeugt, jeder Raucher müsse innerhalb von fünf Minuten zu kurieren sein, indem man ihm klarmacht, dass ein Raucher sich die nächste Zigarette nicht anzündet, weil er sie genießt oder sie ihm Hilfe bietet, sondern nur, um das Gefühl der Leere und Unsicherheit zu vertreiben, das die vorhergehende Zigarette ausgelöst hat. Dabei habe ich allerdings außer Acht gelassen, dass ich, um ihn davon überzeugen zu können, erst die ganze Gehirnwäsche, der er von klein an ausgesetzt war, ausschalten und ihm genau erklären muss, warum Rauchen nicht gegen Stress oder Langeweile hilft, warum es nicht zu Konzentration oder Entspannung beiträgt, warum es genau das Gegenteil bewirkt und dem Raucher keinerlei Vorteile oder Hilfestellung bietet.

Sie sollten nicht nur Ihren Kindern helfen, das Wesen der Abhängigkeit verstehen zu lernen, sondern auch erkennen, dass die in den Medien und in der Gesellschaft verbreiteten Vorstellungen über Drogenabhängigkeit häufig falsch sind. Eine Liste dieser irrigen Vorstellungen finden Sie im Anhang. Wenn es Ihnen schwer fällt, die eine oder andere nachzuvollziehen, sollten Sie *Endlich Nichtraucher!* lesen, und wenn das noch nicht reicht, das Buch *Für immer Nichtraucher!* zur Hand nehmen.

Wenn Sie Ihre Kinder davon überzeugt haben, dass Drogen keinerlei Vorteil bieten, besteht die nächste und vielleicht schwierigste Aufgabe darin, ihnen zu vermitteln, dass sie keine chemischen Krücken benötigen, da ihr Körper selbst über alle notwendigen Substanzen verfügt, die ein Mensch braucht, um Freude am Leben zu haben und mit schwierigen Situationen fertig zu werden.

Ich habe bereits darauf hingewiesen, dass Sie die Probleme Ihrer Kinder weder herunterspielen noch überbewerten sollten. Eines der Missverständnisse, das Sie unbedingt aus der Welt schaffen sollten, ist die Vorstellung, es sei für Langzeit- oder sehr starke Raucher schwieriger aufzuhören als für jüngere oder Gelegenheitsraucher. Wie so häufig entspricht die Wahrheit genau dem Gegenteil dessen, was allgemein verbreitete Meinung ist. Der einzige Grund, warum ein Raucher sich immer wieder eine Zigarette ansteckt, ist der, das Gefühl der Leere und Unsicherheit loszuwerden, das durch die allererste Zigarette hervorgerufen und jede weitere erneuert wurde. Dieses Gefühl von Leere und Unsicherheit setzt sich aus zwei unterschiedlichen Komponenten zusammen. Die Erste ist physischer Natur und identisch mit einem Hungergefühl; dies ist jedoch so schwach, dass wir es nur als den Wunsch wahrnehmen: »Ich möchte eine Zigarette.« Können wir uns in dieser Situation einen Glimmstängel anzünden, fühlen wir uns in keiner Weise beeinträchtigt. Die zweite Komponente hat ebenfalls mit Hunger zu tun. Wenn wir Hunger verspüren und diesen stillen können, empfinden wir das als angenehm. Haben wir jedoch nichts zu essen, treten dadurch keine körperlichen Schmerzen auf; kann sein, dass unser Magen knurrt, doch das sind keine Schmerzen, wir haben lediglich das Gefühl, auf etwas verzichten zu müssen und sind leicht reizbar.

Genauso ist es mit dem Rauchen. In dem Moment, in dem wir eine Zigarette rauchen wollen, es aber nicht können, haben wir das Gefühl, auf etwas verzichten zu müssen und fühlen uns schlecht. Beim Rauchen ist es wie mit dem Hunger: Je länger wir nichts zu essen kriegen, desto mehr freuen wir uns darauf, etwas in den Magen zu bekommen. Und je länger wir ohne Nikotin sind, umso elender fühlen wir uns und umso mehr Erleichterung verspüren wir, wenn wir unser Verlangen endlich befriedigen können.

Aus diesem Grund sind die ganz »besonderen« Zigaretten immer jene, die auf eine Phase der Abstinenz folgen:

- die Zigarette nach dem Essen
- die Zigarette am Morgen
- die Zigarette nach dem Sex
- die Zigarette nach dem Sport

Dabei macht es keinen Unterschied, ob der Raucher selbst für die Phase der Abstinenz verantwortlich ist oder sein Umfeld. Die simple Wahrheit lautet: Ein Raucher zündet sich die Zigarette nicht an, weil er das Rauchen genießt oder es ihm so große Hilfe bietet oder immenses Vergnügen bereitet, sondern um sich von dem Gefühl der Leere und Unsicherheit, das durch die erste Zigarette hervorgerufen und die zuletzt gerauchte erneuert wurde, zu befreien.

Der Vergleich mit dem Hungergefühl ist irreführend, denn es handelt sich hier um zwei völlig gegensätzliche Dinge. Nahrung dient dem Überleben, sie schmeckt angenehm und stillt den Hunger. Drogen hingegen bedeuten Vergiftung und Tod. Wollen wir die Entzugserscheinungen von Nikotin teilweise beseitigen, müssen wir dazu schädlichen Rauch in unsere Lungen einatmen. Aber es wäre noch nicht ganz so schlimm, wenn wir dadurch das Gefühl der Leere und Unsicherheit, das uns zum Rauchen veranlasst, tatsächlich loswerden könnten. Doch das gelingt nicht. Die erste Dosis der Droge ruft das Gefühl der Leere und Unsicherheit erst hervor, die nächste sorgt dafür, dass es bis an unser Lebensende anhält.

Wenn Ihr Kind die Droge bereits konsumiert, müssen Sie ihm klarmachen, warum es ihm wie der Fliege in der Fleisch fressenden Pflanze ergeht, die bereits vom Nektar gekostet hat. Sagen Sie Ihrem Kind keine Unwahrheiten. Erklären Sie ihm, dass es seine Intelligenz einsetzen muss, um seine wahre Situation erkennen zu können.

Raucher und Abhängige anderer Drogen gehen irrtümlicherweise davon aus, nur aus Gewohnheit zur Droge zu greifen. Sie glauben: »Es gab einmal eine Zeit, in der ich mich unter Kontrolle hatte, ich brauchte die Droge nur, wenn ich es wollte. Aber nun habe ich mir angewöhnt, sie regelmäßig zu nehmen. Wenn ich meinen Kopf und Körper darauf trainiere, den Konsum zu reduzieren oder auf bestimmte Gelegenheiten zu beschränken, werden sie sich bald an die neue Situation gewöhnen. Dann kann ich ein bestimmtes Niveau halten oder den Konsum vielleicht noch weiter reduzieren.«

In Wahrheit handelt es sich jedoch nicht um eine Gewohnheit, sondern um Drogenabhängigkeit. Der »Konsument« hatte sich nie wirklich unter Kontrolle. Es liegt in der Natur der Droge, dass wir zu Beginn der Abhängigkeit weder das Bedürfnis noch das Verlangen nach größeren Mengen verspüren. Im Gegenteil, wir müssen uns dazu zwingen, das schmuddelige Zeug zu rauchen.

Und es liegt auch in der Natur der Droge, dass der Körper mit zunehmender Immunität gegen sie immer mehr davon braucht – und nicht weniger. Wenn Sie permanent einen Juckreiz verspüren, haben Sie von Natur aus auch das Bedürfnis, sich zu kratzen. Ich betrachtete mein Kettenrauchen als Schwäche. Ich konnte nicht verstehen, wie meine Freunde ihren Konsum konstant bei zehn oder zwanzig Zigaretten täglich halten konnten. Ich wusste, dass ich eigentlich die größere Willenskraft besaß. Ich kam nie auf die Idee, dass die Tendenz bei allen Rauchern zum Kettenrauchen geht und dass nur die Kehrseite der Medaille sie davor bewahrt, wirklich Kettenraucher zu werden.

Man braucht zum Kettenrauchen starke Lungen. Manche der Raucher, die nur fünf Zigaretten am Tag konsumieren, tun dies nur, weil mehr Glimmstängel bei ihnen zu Übelkeit oder Schwindel führen. Manche können sich das Kettenrauchen nicht leisten und richten ihren Konsum nach dem Geldbeutel. Andere dürfen am Arbeitsplatz oder zu Hause nicht rauchen. Wieder andere verachten sich selbst, weil sie so viel rauchen, und nehmen sich vor, dies im Auto, vor ihren Kindern oder im Freien nicht zu tun.

Sie müssen Ihren Kindern plausibel machen, dass es sich bei der Abhängigkeit von Drogen um einen dauerhaften Juckreiz handelt, der durch die nächste Dosis der Droge nicht beseitigt wird, sondern von der ersten Dosis hervorgerufen wurde und erst nach der letzten aufhören wird.

Versuchen Sie nicht, die schwierigen Situationen, mit denen

Ihre Kinder konfrontiert sind, herunterzuspielen. Stellen Sie sich auf ihre Seite. Helfen Sie ihnen zu erkennen, dass sie eine schwierige Phase im Leben durchmachen, aber mit allem Nötigen ausgestattet sind und keine Drogen brauchen, um damit fertig zu werden und der Herausforderung positiv zu begegnen.

5. Der Einfluss anderer Raucher

Hier haben wir es mit einem weiteren mächtigen Faktor zu tun, der Ihre Kinder dazu bringen kann, wider besseres Wissen zur ersten Zigarette zu greifen. Vielleicht ist der Auslöser dazu ein gerade aktueller Film oder ein Popstar, vielleicht auch der beste Freund oder der neue Schwarm. Was oder wer auch immer das Vorbild ist, Sie müssen Ihren Kindern deutlich machen, dass diese Menschen nicht rauchen, weil sie sich einmal bewusst dafür entschieden haben.

Besondere Skepsis ist bei Drogenabhängigen angebracht, die nur gelegentlich zu einer Dosis greifen. Denken Sie an die sechs Punkte in Kapitel 3: Alle Drogen, nicht nur Nikotin, funktionieren nach demselben Prinzip. Gelegenheitsraucher wollen den Eindruck erwecken, sich unter Kontrolle zu haben; sie nehmen die Droge zwar, können aber genauso gut darauf verzichten. Denken Sie daran: Alle Drogenkonsumenten fühlen sich dumm. Sie wissen instinktiv, dass sie die Droge früher nicht gebraucht haben, und verstehen nun nicht, warum sie jetzt in bestimmten Situationen ein Verlangen danach haben, auch wenn diese Situationen anfangs relativ selten sind. Deshalb sind alle Drogenkonsumenten Lügner. Sie lügen nicht, um auch Sie in die Falle zu locken, sondern um sich selbst nicht so dumm zu fühlen. Folgendes Beispiel ist typisch dafür: »Ich halte es gut und gerne eine ganze Woche ohne Zigaretten aus.« Starke Raucher beneiden solche Menschen. Nichtraucher lassen sich in dem Glauben, selbst nicht abhängig zu werden, auf das Rauchen ein. Aber nehmen wir das oben angeführte Beispiel genauer unter die Lupe. Will ich Ihnen vielleicht mit dem Satz: »Ich halte es gut und gerne eine ganze Woche ohne Karotten aus« mitteilen, ich hätte kein Problem mit Karotten? Aber warum erwähne ich es dann überhaupt? Nichtraucher prahlen auch nicht damit, dass sie niemals das Bedürfnis hätten zu rauchen. Und warum müssen Gelegenheitsraucher dann am Ende der Woche rauchen, wenn sie es vorher tatsächlich die ganze Zeit ohne ausgehalten haben? Und warum sollten sie sich freiwillig eine Woche lang kasteien, wenn sie eine Zigarette oder eine andere Droge wirklich genießen? Und angenommen, sie genießen es nicht, warum sollten sie dann nach einer Woche wieder rauchen?

Alle Drogenabhängigen sind Lügner, auch in Bezug auf die Quantität ihres Konsums.

6. Die Kettenreaktion

Sei es nun Nikotin oder eine andere Droge – versuchen Sie, Ihrem Kind die Augen für die Realität zu öffnen. Die Realität ist nicht der Genuss einer gelegentlichen Zigarette, sondern eine sich ständig wiederholende Kettenreaktion nach folgendem Muster: Durch das Rauchen nimmt der Körper Nikotin auf. Wenn es ihn wieder verlässt und ersetzt werden muss, stellt sich innerhalb kürzester Zeit ein Gefühl von Leere und Unsicherheit ein. Es ist ein schleichender Prozess, der an Intensität zunimmt. Doch je mehr der Körper gegen die Droge immun wird, umso mehr steigt der Konsum.

Kommen wir nun zu unserem

RESÜMEE.

KAPITEL 19

Resümee

1983 entdeckte ich Fakten über das Rauchen, die meiner Meinung nach diese Plage auf unserem Planeten innerhalb weniger Jahre beseitigen würden. 1985 brachte ich diese Fakten zum ersten Mal in einem Buch an die Öffentlichkeit: *Endlich Nichtraucher!*

Das Buch war bei weitem erfolgreicher, als ich es mir in meinen kühnsten Träumen vorgestellt hätte. Es ist bis jetzt in über zwanzig Sprachen übersetzt und seit seiner Veröffentlichung bei Penguin in Großbritannien in den Bestsellerlisten vertreten. In einigen anderen Ländern wurde es sogar noch öfter verkauft. Jede Woche gehen Dutzende von Dankesbriefen aus aller Welt bei mir ein.

In diesem Buch habe ich geschrieben: »In der Gesellschaft weht heute ein neuer Wind. Ein Schneeball ist ins Rollen gekommen, und ich hoffe, dass dieses Buch dazu beiträgt, eine Lawine daraus zu machen. Auch Sie können helfen, wenn Sie die Gedanken dieses Buches weitertragen.«

Trotz des großen Erfolgs, den ich mit diesem Buch hatte, ist dies nicht geschehen. 1994 habe ich ein weiteres Buch verfasst: *Für immer Nichtraucher!*, in dem ich meine Enttäuschung zum Ausdruck brachte, dass die Gesellschaft sich nach wie vor nicht für die Wahrheit über das Rauchen interessiert, die Wahrheit, die der Plage ein Ende bereiten würde, und dass unsere gemeinsamen Anstrengungen nichts weiter sind als ein Tropfen auf den heißen Stein.

Inzwischen sind einige weitere Jahre vergangen, und unsere

gemeinsamen Bemühungen haben nach wie vor nicht mehr bewirkt als dieser Tropfen auf den heißen Stein. Ich freue mich über die Briefe und Dankesäußerungen meiner Leser, denn sie sind eine wichtige Quelle der Inspiration für mich. Doch ich bin inzwischen fast dreiundsechzig Jahre und habe den Ehrgeiz, das Rauchen auf der Welt ausgerottet zu sehen. Wenn ich das noch erleben könnte, würde ich als glücklicher Mensch aus dem Leben scheiden. Wenn Sie mir wirklich helfen möchten, schicken Sie mir keine Briefe, in denen Sie mir danken und mich fragen, welchen Beitrag Sie leisten können. Ich schaffe es nicht allein! Ich sage Ihnen, was Sie tun können: Im Anhang finden Sie eine Liste der Fakten über das Rauchen, die von der Gesellschaft in der Regel noch immer ignoriert werden. Ich brauche Sie nicht nur, damit Sie Ihre Kinder aufklären und somit verhindern, dass diese in die Falle tappen, ich brauche auch Ihr Feedback. Es ist für mich wichtig zu erfahren, wie erfolgreich Sie waren, welche Hinweise Sie als besonders hilfreich empfanden und welche Kritik Sie anzubringen haben. Wenn Sie das Gefühl haben, ich könnte noch mehr tun, zögern Sie bitte nicht, mir dies mitzuteilen.

Wenn Sie mir helfen wollen, besteht Ihre wichtigste Aufgabe aber nicht nur darin, Ihre eigenen Kinder von der Richtigkeit der im Anhang aufgelisteten Fakten zu überzeugen, sondern sie auch in der Gesellschaft zu verbreiten; denn wenn diese erst einmal erkennt, dass Drogen weder Genuss noch Hilfe bieten, sondern genau das Gegenteil bewirken und dass der menschliche Körper mit allem Nötigen ausgestattet ist, um mit den negativen Seiten des Lebens fertig zu werden, werden wir dieses Übel in unserer Gesellschaft ausrotten können.

Es gab einmal eine Abhängigkeit von Nikotin. Sie wurde als etwas ganz Normales betrachtet, als geselliger Zeitvertreib. Man besaß silberne Zigarettenetuis und Feuerzeuge ebenso wie silberne Schnupftabakdosen. Wann haben Sie zum letzten Mal ein silbernes Zigarettenetui gesehen? Nun, da Rauchen immer mehr von der Gesellschaft verpönt ist und als unsozial gilt, gehören auch die teuren Feuerzeuge der Vergangenheit an.

Glauben Sie wirklich, dass Schnupfer getrockneten Tabak

durch die Nase hochzogen, um einem unstillbaren Drang nach Schnupfen nachzugeben? Wenn ja, glauben Sie vermutlich auch, dass Kokainabhängige ihre Droge nicht schnupfen, weil sie von ihr abhängig sind, sondern weil sie das Schnupfen so gut finden.

Sind Sie der Meinung, Heroinabhängige finden Gefallen daran, sich eine Spritze zu verpassen? Oder ist das nur der Versuch, die Entzugserscheinungen von Heroin abzustellen?

Glauben Sie, dass es Raucher tatsächlich Genuss bereitet, abstoßenden, giftigen Rauch in Ihre Lungen einzuatmen, oder halten Sie es für eine logischere Erklärung, dass sie einfach nur von Nikotin abhängig sind?

Ich hoffe sehr, dieses Buch wird dazu beitragen, dass Ihre Kinder nicht in die Drogenfalle tappen, oder, falls sie sich schon darin befinden, dass es ihnen helfen wird, auf einfache Weise wieder daraus zu entkommen.

Die falschen Vorstellungen von Drogenabhängigkeit

1. Einem gesunden menschlichen Körper fehlt etwas, er kann ohne Drogen oder Pillen das Leben nicht genießen oder mit Stress fertig werden, und manche Menschen besitzen eine gewisse Neigung zur Abhängigkeit

Falsch. Menschen werden durch die Droge abhängig, nicht durch eine persönliche Neigung. Ein gesunder Mensch braucht keine Droge, bis er sie zum ersten Mal nimmt. Und er wird sie nicht mehr brauchen, wenn er die Gehirnwäsche überwunden hat. Sie werden nicht einen Raucher finden, der es mit Wohlwollen sieht, dass seine Kinder rauchen. Das bedeutet, jeder Raucher wäre lieber Nichtraucher.

2. Raucher haben sich bewusst für das Rauchen und andere Drogen entschieden und ziehen daraus einen gewissen Genuss oder Vorteil

Nein, sie haben sich vielleicht dafür entschieden, die erste Dosis zu versuchen, aber wenn sie damit weitermachen, dann nur, weil die Droge ihnen vorgaukelt, Genuss oder Vorteile zu bieten.

3. Bei Abhängigkeit von Nikotin oder anderen Drogen handelt es sich lediglich um eine Gewohnheit; Gelegenheitskonsumenten können die Mengen jederzeit kontrollieren und finden Genuss an ihrer Droge

Nein, das gewohnheitsmäßige Verhalten ist durch die Abhän-

gigkeit bedingt, nicht umgekehrt. Gelegenheitskonsumenten sind in stärkerem Maß abhängig als exzessive Konsumenten, weil sie ihre Abhängigkeit noch nicht einmal begriffen haben. Sie befinden sich in genau der gleichen Situation wie die Fliege, die gerade vom Nektar der Fleisch fressenden Pflanze gekostet hat. Nur dass im Fall von Drogen der Abhängige keinen Nektar zu sich nimmt oder ein normales Nahrungsmittel, sondern Gift!

4. Einschränkung des Konsums erleichtert das Aufhören
Genau das Gegenteil trifft zu. Ein Abhängiger greift nur immer weiter zur Droge, weil er das Verlangen beseitigen will, das durch die vorhergehende Dosis ausgelöst wurde. Wie beim Hunger nach Essen empfindet man den Moment, in dem man dieses Gefühl endlich abstellen kann, umso angenehmer, je länger man vorher darunter gelitten hat. Je länger man also das Verlangen nach einem Gift verspürt, umso größer ist das illusorische Hochgefühl, wenn man es schließlich befriedigen kann. Und je weniger man von der Droge zu sich nimmt, umso geringer ist der Wunsch aufzuhören.

5. Ersatzstoffe erleichtern das Aufhören
Im Gegenteil, Ersatzstoffe verstärken die Illusion, die zu Beginn die Abhängigkeit mitverursacht hat: die Vorstellung, der menschliche Körper sei unvollständig. Wenn der Ersatzstoff die Droge enthält, von der man eigentlich loskommen will, wird er die mentale sowie physische Abhängigkeit nur verlängern.

6. Rauchen hilft beim Abnehmen
Ein weiteres Missverständnis. Viele starke Raucher sind deutlich übergewichtig. Manche Raucher nehmen beim Versuch aufzuhören zu, weil ihr Körper noch einige Tage nach Nikotin verlangt. Dieses Gefühl ist identisch mit dem des Hungers, also ersetzen sie Nikotin durch Nahrung. Aber das eine kann das andere nicht abstellen, mit der Folge, dass der ehemalige Raucher nun zunimmt, andererseits aber das Gefühl der Leere nicht loswird. Nichtraucher leiden nicht unter dem Gefühl der Leere, das durch den Entzug von Nikotin hervorgerufen wird.

Und sämtliche Beeinträchtigungen, die beim Aufhören auftreten, resultieren nicht daraus, dass sie das Rauchen aufgegeben, sondern es angefangen haben.

7. Das Absetzen von Drogen führt zu schweren körperlichen Entzugserscheinungen

Nein, selbst bei Heroin ist das Problem in erster Linie mentaler Natur. Es handelt sich um die depressive Verstimmung, die eintritt, wenn man glaubt, auf ein echtes Vergnügen oder auf ein Hilfsmittel verzichten zu müssen. Die tatsächlichen körperlichen Entzugserscheinungen von Nikotin sind so geringfügig, dass wir sie lediglich als das Gefühl kennen: »Ich muss etwas mit meinen Händen tun« oder »Ich möchte eine Zigarette.«

8. Das Ritual des Rauchens ist ein angenehmer Zeitvertreib – und zwar nur um des Rituals willen

Raucher neigen dazu, Rauchen als etwas wirklich Angenehmes zu empfinden, und zwar nur wegen des Vorgangs an sich. Sie sind der Meinung, die dadurch entstehenden Gesundheitsrisiken, der Geldverbrauch und die Versklavung seien lediglich unangenehme Nebeneffekte. Die Rechtfertigung, das Ritual des Rauchens sei ein Vergnügen, resultiert daraus, dass der Raucher dieses Ritual braucht, um an das Nikotin zu gelangen. Wenn er glaubt, das Ritual sei so unglaublich angenehm, müsste es ihm ebenso großes Vergnügen bereiten, sich die glimmende Zigarette ins Ohr zu stecken. Das Gleiche gilt für die Vorstellung, Tabakschnupfer würden den getrockneten Tabak nur durch die Nase hochziehen, weil ihnen das Schnupfen solchen Spaß macht, und Heroinanhängige würden es wahrhaft genießen, sich eine Nadel zu setzen.

9. Drogenabhängige müssen nach der letzten Dosis eine von Depressionen geprägte Übergangsphase durchlaufen und werden sich nie richtig frei fühlen

Wenn Drogenabhängige das, wovon sie hoffen, es sei ihre letzte Dosis, in dem Glauben zu sich nehmen, sie geben etwas auf, das die Leere in ihnen wirklich füllt, und vorübergehende De-

pressionen und lebenslange Unfreiheit seien unausweichlich, ist es kein Wunder, wenn diese Erwartungen sich dann tatsächlich erfüllen. Ebenso erstaunlich wäre es, wenn der Abhängige früher oder später nicht wieder rückfällig würde. Doch wenn Sie ihm das Wesen der Falle erklären, alle hier aufgelisteten Missverständnisse aus der Welt schaffen und darlegen, warum keine Notwendigkeit dazu besteht, sich unvollständig und vorübergehend elend zu fühlen und warum jeder Abhängige frei sein kann, wenn er die letzte Dose der Droge zu sich genommen hat, wird er auch sofort und für immer frei sein.

10. Man kann nur mit Willenskraft von Drogen loskommen
Natürlich braucht man Willenskraft, wenn man den Wunsch nach der Droge verspürt. Und wenn man immer noch irgendwelche der oben genannten falschen Vorstellungen hat, verspürt man möglicherweise auch noch immer ein Verlangen. Doch wenn alle falschen Vorstellungen ausgeräumt sind, verschwindet damit auch jeglicher Wunsch nach der Droge. Warum sollte man dann Willenskraft benötigen, um einer Versuchung zu widerstehen, die nicht mehr existiert, vor allem wenn man das letzte aller Missverständnisse beseitigt hat:

DASS ES SCHWIERIG SEI,
VON DROGEN LOSZUKOMMEN?

Lesen Sie einfach die zehn Punkte der oben aufgelisteten falschen Vorstellungen durch und gehen Sie davon aus, sie entsprächen der Wahrheit. Ist das nicht die Erklärung dafür, warum unsere Kinder abhängig werden, warum Drogenabhängige schon beim Gedanken ans Aufhören Angst empfinden und warum von denen, die es geschafft haben, so viele wieder rückfällig werden?

Als ich mich vor etwa vierzehn Jahren anschickte, die Welt vom Rauchen zu befreien, machte ich mich auf einen sehr mächtigen Gegner gefasst: die Tabakindustrie. Doch es stellte sich heraus, dass die wahren Feinde genau jene Institutionen sind, die ich für meine Verbündeten gehalten hatte: Medien, Regierung, Antiraucherorganisationen und natürlich die Raucher selbst. Als größter aller Feinde erwies sich die etablierte Ärzteschaft, von der ich am meisten Unterstützung erwartet hatte.

Ich empfand es als große Ehre, als ich zur 10. Internationalen Konferenz für Tabak und Gesundheit eingeladen wurde, die im August 1997 in Peking stattfand, um dort einen Workshop zu leiten. Ich kann überhaupt nicht beschreiben, wie aufgeregt ich war, weil ich die weltweit führenden Experten für Nikotinabhängigkeit treffen würde und vor ihnen sprechen dürfte.

Doch die Aufregung wurde bald abgelöst von Frustration. Was für ein Aufwand wurde allein bei dieser Konferenz betrieben, und wie viel Forschungsarbeit und Engagement eingesetzt, um die Nikotinabhängigkeit zu bekämpfen. Für verschiedenste Studien wurden Berge von Papier produziert. Doch selbst wenn es sich um fundierte Arbeiten handelte, musste man sich bei den meisten Studien fragen: Was war das Ziel dieser Studie? Welchen Beitrag leistet sie zur Lösung des Problems?

Die Ärzteschaft ist so sehr in ihren eigenen Strukturen gefangen, dass sie nicht mehr in der Lage zu sein scheint, gesunden Menschenverstand einzusetzen.

Ich erstellte einen Fragebogen über die dreiundzwanzig häufigsten Missverständnisse über das Rauchen. Die Ärzte lagen im Durchschnitt bei siebzehn falschen Antworten. Ist es da verwunderlich, dass so viele Jugendliche in die Abhängigkeit geraten? Am meisten irritierte mich die Empfehlung von Ersatzstoffen.

Nur einmal während der vierzehn Jahre, seit es unser Büro in Raynes Park gibt, nahm die Zahl der Raucher, die unsere Hilfe suchten, im Vergleich zum Vorjahr nicht zu. Das war genau das Jahr, in dem Nikotinpflaster so stark lanciert wurden. Der häufigste Kommentar von Rauchern, die das Pflaster anwendeten, war: »Es half, um die schlimmen körperlichen Entzugserscheinungen abzuschwächen, doch es hatte keine Wirkung auf das psychische Problem.« Das wussten wir bereits vorher. Und das Pflaster beseitigte auch keine ernsthaften körperlichen Entzugserscheinungen – es gibt nämlich bei Nikotin gar keine.

Die große Illusion in Bezug auf das Nikotinpflaster löste sich schnell auf, ebenso wie die des Nikotinkaugummis. Aus den Informationen, die wir in den letzten Jahren von Rauchern erhielten, ging klar hervor, dass Nikotinersatzstoffe nicht helfen. Unser Workshop stand unter dem Motto: *Aufhören – ein Weg ohne pharmazeutische Hilfsmittel.* Ursprünglich sollten wir zu siebt den Workshop leiten. Ich freute mich, mit anderen Leuten zusammenzuarbeiten, die wie ich einen Weg ohne Medikamente propagierten – bis ich mich mit deutlich unterschiedlichen Meinungen über die Ersatzstofftherapie konfrontiert sah.

Schließlich teilte sich die Gruppe in zwei Workshops auf. Der erste wurde von vier Ärzten geleitet. Sie alle plädierten für die Therapie mit Ersatzstoffen; einer von ihnen verordnete auch noch Antidepressiva. Ich wies auf einige der falschen Vorstellungen hin, die mit der Verwendung von Ersatzstoffen in Zusammenhang stehen; insbesondere wollte ich wissen, welche Logik hinter einer Therapie stehe, in der man Personen, die von Nikotinabhängigkeit geheilt werden wollen, die Droge verordnet, von der sie loskommen sollen. Ich richtete meine Fragen nicht unmittelbar an bestimmte Personen. Ein Arzt, der sich konstruktiv mit diesem Problem befasste, vertrat die Ansicht, dass Nikotinersatzstoffe ohne Zweifel beim Aufhören helfen könnten, nur sei es unmöglich herauszufinden, auf welche Gruppe von Rauchern sie eine positive Wirkung hätten. Ich wies darauf hin, dass seine Ausführungen einen Widerspruch enthielten. Denn wie kann er behaupten, Nikotinersatzstoffe seien hilfreich, wenn er nicht einmal weiß, bei welchen Rauchern sie etwas bewirkten? Das brachte ihn aber nicht im Geringsten von seiner Überzeugung ab. Ich erhielt die übliche Antwort, dass mehr Forschung nötig sei.

Mein Mitarbeiter Robin Hayley und ich bildeten zusammen mit einem Arzt die zweite Gruppe. Wir informierten ihn über Einzelheiten unserer Methode und händigten ihm vor der Konferenz ein Manuskript aus, das alle Punkte unseres geplanten Vortrags enthielt. Da ich vermeiden wollte, dass wir uns gegenseitig widersprachen, bat ich ihn auch um sein Manuskript. Er gab es uns nicht. Aber auch nach seinem Vortrag hatte ich nicht die geringste Vorstellung von seiner Methode. Vor dem Workshop fragte ich ihn, wie er zu Nikotinersatzstoffen stehe, und war erleichtert zu hören, dass er nicht an ihre Wirkung glaubte. Doch dann fügte er hinzu: »Allerdings empfehle ich sie manchmal.« Robin fragte ihn, warum er etwas empfehle, was er nicht für wirksam halte. Seine Antwort lautete, Raucher bräuchten etwas. Leider war diese Einstellung repräsentativ für alle Veranstaltungen, an denen Robin und ich teilnahmen.

Ich habe den Eindruck, die Ärzte empfehlen diese Methode des Aufhörens, weil sie die wahre Natur der Nikotinabhängigkeit nicht durchschauen. Ihr Rat lautet: »Versuchen Sie dies, und wenn es nicht wirkt, versuchen Sie jenes, versuchen Sie alles und jedes.« Ich hoffe nur, dass sie in dieser Weise nicht auch an andere medizinische Probleme herangehen. Wir haben das Recht, von einem Arzt, der sich als Experte auf diesem Gebiet bezeichnet, Besseres zu erwarten. Doch die Realität sieht so aus, dass ein großer Teil der Ärzte nicht weiß, welche Methode wirksam ist. Sie sollten aber wenigstens ehrlich genug sein, dies zuzugeben.

Da die Mehrzahl der Raucher inzwischen die Unwirksamkeit von Ersatzstoffen erkannt hat, glaubte ich, die Ärzte würden ihnen darin folgen. Eine unserer Fragen lautete: »Glauben Sie, Nikotinersatzstoffe helfen Rauchern beim Aufhören?« Die Antwort war einhellig ein Ja.

Ich wies auf folgende Fakten hin:

1. Schnupfen war die im letzten Jahrhundert übliche Form der Nikotinabhängigkeit und wurde durch Ersatzstoffe verdrängt; an seine Stelle trat das Rauchen industriell hergestellter Zigaretten.
2. Wenn man Rauchern sagt, sie sollen nicht rauchen, weil es gefährlich ist, ihnen dafür aber zum Kauen von Nikotin rät, ist es das Gleiche, als würde man Heroinabhängigen empfehlen, Heroin nicht zu rauchen, sondern es sich lieber zu spritzen.
3. Therapie mittels Ersatzstoffen basiert auf der Vorstellung, ein Raucher habe mächtige Feinde zu überwinden, wenn er mit dem Rauchen aufhören will. Als Erstes müsse die Gewohnheit überwunden werden. Als Zweites gelte es, die schlimmen körperlichen Entzugserscheinungen zu überste-

hen. Muss man zwei mächtige Feinde bezwingen, ist es sinnvoll, gegen beide gleichzeitig anzugehen. Also hört man mit dem Rauchen auf, und während man die Gewohnheit zu überwinden versucht, versorgt man den Körper weiterhin mit Nikotin. Hat man die Gewohnheit überwunden, entwöhnt man sich als Nächstes vom Nikotin. Theoretisch hört sich das wunderbar an, doch:

a) den gleichen Effekt kann man erzielen, wenn man das Rauchen allmählich einschränkt, und jeder Raucher weiß, dass ein Einschränken des Konsums alles noch schwieriger macht;
b) die Überlegungen basieren auf falschen Tatsachen. Es gibt keine Gewohnheit zu rauchen. Beim Rauchen handelt es sich lediglich um Abhängigkeit von Nikotin. Wenn man mit dem Rauchen aufhört, will man innerhalb kürzester Zeit die kleine Nikotinbestie in seinem Körper aushungern und die große aus seinem Kopf vertreiben. Ersatzstoffe halten die kleine Bestie am Leben, die wiederum die große am Leben hält. Außerdem sind die körperlichen Entzugserscheinungen so minimal, dass man sie praktisch nicht wahrnimmt und deshalb keine Ersatzstoffe braucht.

4. Sämtliche Ersatzstoffe schaden nur, indem sie die Illusion aufrechterhalten, der Raucher würde ein Opfer bringen. Ersatzstoffe bewirken, dass der ehemalige Raucher weiterhin nikotinabhängig bleibt.
5. Viele Nikotinabhängige kommen in unsere Kurse, weil sie nicht von Nikotinkaugummis loskommen.

All diese Fakten prallten an den Zuhörern ab. Diese wissenschaftlich geschulten Ärzte bieten keine Gegenargumente an, sondern halten sich streng an die Ergebnisse wissenschaftlicher Untersuchungen. Dabei gehen diese Untersuchungen von absolut unwissenschaftlichen Fakten aus:

1. Um aussagekräftige Studien zu erhalten, sollten die Raucher nicht erfahren, ob sie Ersatzstoffe erhalten oder Placebos – bereits nach der ersten Gabe hätte man ein klares Ergebnis.

2. Die Periode der Abstinenz wird immer von der letzten Zigarette an berechnet. Sie sollte jedoch von dem Zeitpunkt an gerechnet werden, zu dem der ehemalige Raucher aufhört, Nikotin zu inhalieren. Raucher, die Nikotin in anderer Form zu sich nehmen – etwa als Zigarren, Pfeifen oder Ersatzstoffe –, müssten eigentlich länger abstinent bleiben.
3. Die Verwendung von Ersatzstoffen ist lediglich eine erweiterte Form der Methode, mit Willenskraft aufzuhören, die an sich schon unglaublich ineffizient ist. Es ist durchaus denkbar, dass Ersatzstoffe die Willenskraftmethode noch ineffizienter machen. Ein Läufer wird vermutlich Schwierigkeiten haben, wenn seine Beine zusammengebunden sind (Methode mit Willenskraft). Ein Paar Krücken können hilfreich sein (Ersatzstoffe). Doch wenn man die Beine befreit (Allen Carr's Easyway), sind Krücken eine Behinderung.

Selbst wenn man alle Mängel in der Bewertung der Therapie mit Ersatzstoffen ignorieren und ihre Zielsetzung akzeptieren würde, wären die Resultate noch immer armselig im Vergleich mit meiner Methode, die es jedem Raucher ermöglicht, ohne Probleme sofort und auf Dauer mit dem Rauchen aufzuhören.

Es drängte sich uns der Eindruck auf, dass die Mehrheit der Konferenzteilnehmer die Therapie mit Ersatzstoffen befürwortete. Um ihre Vorstellungen an den Mann zu bringen, bedienen sie sich sogar jener Strategien, die der Tabakindustrie verboten wurden: Strahlend schöne Frauen tragen ein Nikotinpflaster oder stecken sich einen Nikotinkaugummi in den Mund. Und kann es Zufall sein, dass die Pflaster in Packungen angeboten werden, die in Form und Größe genau wie eine Zigarettenschachtel aussehen? Hätte die Industrie, die mit Ersatzstoffen handelt, es nötig, solche Strategien anzuwenden, wenn sie den Rauchern wirklich beim Aufhören helfen wollte?

Die Hochglanzbroschüre von »Nicorette« enthält einen von Dr. Fagerstrom erstellten Fragebogen. Er ist ähnlich aufgebaut wie jene typischen Fragebogen, die regelmäßig in der Yellow Press auftauchen und mit deren Hilfe Sie herausfinden sollen, ob das andere Geschlecht Sie attraktiv findet. Mit dem Fragebogen von Dr. Fagerstrom sollen Sie herausfinden, in welchem Umfang ein Raucher von Nikotin abhängig ist. Seinen Vortrag in der Konferenz eröffnete er mit der Erklärung, er wisse nicht, wie man feststellen könne, ob ein Raucher von Nikotin abhängig sei oder nicht. In seinem Fragebogen geht er jedoch davon aus, dass jeder Raucher abhängig ist. Mit sieben oder mehr Punkten ist man stark nikotinabhängig, mit sechs oder weniger gering abhängig, die maximale Punktzahl liegt bei elf. In Anbetracht der Tatsache, dass ich noch keinen Raucher kennen gelernt habe, der in schlimmerem Maß abhängig war als ich und dass Robin früher sechzig Zigaretten am Tag rauchte, würde man meine Punktzahl auf elf schätzen und die Robins auf ungefähr neun. Doch ich erreichte drei und Robin fünf.

Die Befürworter der Therapie mit Ersatzstoffen sehen diese Tabelle als ihre Bibel an, und nichts auf der Welt kann ihren Glauben daran erschüttern. Ein anderer angesehener und berühmter Arzt behauptete im britischen Fernsehen, es sei möglich, dass manche Exraucher bis an ihr Lebensende von Ersatzstoffen abhängig blieben. Wie kann ein qualifizierter Arzt nur solchen Unsinn verbreiten? Man muss kein Arzt sein, um zu wissen, dass Menschen nicht auf Gift angewiesen sind.

Welche Erklärung hat die Ärzteschaft eigentlich dafür, dass Carr und Hayley und all die anderen starken Raucher, denen wir geholfen haben, über Nacht aufhörten – und dies ohne Entzugserscheinungen und Ersatzstoffe? Und eine wichtige Frage: Warum machen sie sich nicht einmal die Mühe, sich bei uns zu erkundigen?

Gehen Sie nun noch einmal die Liste der falschen Vorstellungen durch, und betrachten Sie dabei jeden Punkt als das, was er tatsächlich ist: eine Illusion. Halten Sie Ihre Kinder wirklich für so dumm, auch dann noch in die Falle zu tappen, wenn sie alle Fakten kennen? Und für den Fall, dass sie bereits abhängig sind, glauben Sie, es würde Ihnen schwer fallen aufzuhören?

Wenn alle Illusionen aus der Welt geschafft sind, können Sie sicher sein, dass es nicht nur einfach ist aufzuhören, sondern dass Sie diesen Zustand genießen und sich auf Dauer frei fühlen werden. Von einer Droge abhängig zu sein, ist gleichbedeutend mit lebenslänglicher Gefangenschaft. Sie sind zugleich Gefangener und Aufseher und fühlen sich idiotisch, weil Sie sich einerseits für stark genug halten, sich selbst aus dem Gefängnis zu befreien, andererseits nicht verstehen können, warum es Ihnen nicht gelingt.

Doch in Wirklichkeit sind Sie nicht Ihr eigener Aufseher. Was Sie gefangen hält, ist nicht die Wirkung der Droge auf Ihren Körper, sondern die raffinierte Funktionsweise der Falle, die Gehirnwäsche, die falschen Vorstellungen. Es ist von grundlegender Bedeutung, dass Sie und Ihre Kinder absolut davon überzeugt sind, dass die aufgelisteten falschen Vorstellungen nichts weiter sind als – falsche Vorstellungen.

Jahrelang versuchte ich als einsamer Rufer in der Wüste, die Gesellschaft über ihre falschen Vorstellungen aufzuklären.

Unsere Kinder und Enkel werden erst sicher sein, wenn dieses Ziel erreicht ist. Dazu brauche ich Ihre Hilfe. Wann immer Sie Äußerungen einer Einzelperson hören, Hörfunk- oder Fernsehsendungen verfolgen oder Artikel lesen, in denen die Illusionen über Drogenabhängigkeit weiter verbreitet werden, machen Sie sich bitte die Mühe zu widersprechen. Ermutigen Sie Ihre Freunde und Verwandten, das Gleiche zu tun. Gemeinsam können wir nicht scheitern.

Die Erklärungen zu den verschiedenen Irrtümern in Bezug auf die Abhängigkeit von Drogen sind kurz gehalten und bedürfen in manchen Fällen vielleicht einer ausführlicheren Darstellung. Wenn Sie dies für nötig halten, lesen Sie bitte die entsprechenden Kapitel in meinem Buch *Für immer Nichtraucher!* Falls Sie danach noch immer Zweifel haben, rufen Sie eines unserer Büros an.

Ich werde oft gefragt, in welcher Form sich mein Leben verändert hat, seit ich nicht mehr rauche. Haben mir die Zigaretten gefehlt, oder hatte ich gelegentlich Verlangen danach? Es war wie die Befreiung aus einer dunklen Welt voller Angst und Depressionen hinein in eine farbige Welt voller Sonnenschein, Gesundheit und Freiheit. Ich hatte einige wunderbare Erfahrungen in meinem Leben, doch die alles überragende war:

DIE FREUDE, AUS DER SKLAVEREI DER DROGENABHÄNGIGKEIT AUSGEBROCHEN ZU SEIN!

Ich hoffe von ganzem Herzen, dass unsere gemeinsamen Bemühungen Ihre Kinder – und alle anderen – davor bewahren, nicht in das Elend und die Versklavung der Drogenabhängigkeit zu geraten, und jenen – egal, ob neun oder neunzig –, die bereits in sie hineingetappt sind, helfen, den Weg in die Freiheit zu finden.

Informationen für den Leser

In den letzten Jahren hat sich die Methode von Allen Carr wie ein Lauffeuer über den ganzen Erdball verbreitet. Genauso wie die Bücher von Allen Carr in immer mehr Sprachen weltweit übersetzt werden, entstehen immer neue Standorte, in denen Kurse nach der Methode von Allen Carr angeboten werden.

Die Nichtraucherkurse nach der Methode von Allen Carr stellen eine ideale Ergänzung dar, wenn Sie das Gefühl haben, zwar alles verstanden zu haben, aber es noch nicht umsetzen zu können. Sie können einen Kurs auch alternativ besuchen, wenn Sie persönliche Betreuung wünschen. Rufen Sie uns bei Fragen einfach an. Kontaktadressen finden Sie auf den folgenden Seiten.

Allen Carr's Easyway Nichtraucherkurse werden seit 1993 mit sehr großem Erfolg im deutschsprachigen Raum angeboten. Die Kurse haben eine Erfolgsquote von 90 Prozent, gemessen an unserer Geld-zurück-Garantie. Unverbindliche und kostenlose Informationen über die Kurse erhalten Sie unter der Telefonnummer

Allen Carr's Easyway Deutschland	01 80-3 20 17 17
Allen Carr's Easyway Österreich	08 00-RAUCHEN (7 28 24 36)
Allen Carr's Easyway Schweiz	08 00-RAUCHEN (7 28 24 36)

oder im Internet unter

www.allen-carr.de
www.allen-carr.ch
www.allen-carr.at

Eine Liste mit den weltweiten Standorten finden Sie auf den folgenden Seiten. Allgemeine Anfragen über Allen Carr's Easyway richten Sie bitte an das Büro in Poigern bei München. Wir freuen uns immer wieder zu hören, wenn es ein Raucher geschafft hat, sich aus der Nikotinfalle zu befreien. Sie haben wirklich etwas Großartiges geleistet.

Um mit Ihnen diese Freude teilen zu können, senden Sie doch bitte unten stehenden Abschnitt an folgende Adresse:

Allen Carr's Easyway Deutschland
Samweg 14
82281 Poigern
Fax: 0 81 34-55 95 61

Liebes Allen-Carr-Team

HURRA, ICH BIN NICHTRAUCHER

Name ______________________________
Adresse______________________________
____

Bemerkungen:

____
____
____
____
____
____
____
____
____
____
____
____

ALLEN CARR'S EASYWAY Deutschland

www.allen-carr.de · E-mail: info@allen-carr.de

München

Petra Wackerle & Stephan Kraus
Samweg 14
82281 Poigern
Tel.: (0 81 34) 55 95 60
Fax: (0 81 34) 55 95 61
E-mail: petra.wackerle@allen-carr.de

Düsseldorf

Axel Matheja
Steffenstraße 4
40545 Düsseldorf
Tel.: (02 11) 5 57 17 38
Fax: (02 11) 5 57 17 40
E-mail: axel.matheja@allen-carr.de

Berlin

Hajo Kowalke
Berkaer Straße 3
14199 Berlin
Tel.: (0 30) 21 75 04 88
Fax: (0 30) 21 75 04 89
E-mail: info@allen-carr.de

Wiesbaden

Elfi Blume
Kaiser-Friedrich-Ring 27
65185 Wiesbaden
Tel.: (06 11) 3 75 71 65
E-mail: elfi.blume@allen-carr.de

Hamburg

Regina Hildebrandt
Tel.: (0 40) 28 05 10 56
E-mail:
regina.hildebrandt@allen-carr.de

Bad Salzuflen

Wolfgang Rinke
Elsterweg 28
32107 Bad Salzuflen
Tel.: (0 52 22) 79 76 22
Fax: (0 52 22) 79 76 24
E-mail: wolfgang.rinke@allen-carr.de

Stuttgart

Petra Wackerle & Stephan Kraus
Heumadener Straße 11
70329 Stuttgart-Hedelfingen
Tel.: (07 11) 4 20 91 54
Fax: (0 81 35) 89 20
E-mail: info@allen-carr.de

Nürnberg über München

Tel.: (0 81 34) 55 95 60
Fax: (0 81 34) 55 95 61

ÖSTERREICH

www.allen-carr.at
Erich Kellermann & Team
Tel.: 08 00-RAUCHEN (7 28 24 36)
E-mail: erich.kellermann@allen-carr.at

SCHWEIZ

www.allen-carr.ch
Cyrill Argast
Schöntalstraße 30
CH-8486 Rikon-Zürich
Tel.: (0 52) 3 83 37 73 oder
08 00 - RAUCHEN
E-mail: cyrill.argast@allen-carr.ch

Weitere Standorte auf Nachfrage

Allen Carr's Easyway International

AUSTRALIEN

Melbourne: 148 Central Road,
Nunawading, Vic 3131, Victoria
Tel. & Fax: 03 9894 8866
Trudy Ward
E-mail: easywaya@bigpond.com

BELGIEN

Antwerpen: Marialei 47,
2018 Antwerpen
Tel.: 03 281 6255, Fax: 03 744 0608
Dirk Nielandt
E-mail: easyway@online.be

DÄNEMARK

Kopenhagen: Asger Rygsgade 16,
1th, 1727 Kopenhagen V,
Tel.: 45 33 31 04 76
Mobil: 51 90 35 36
Mette Fonss
E-mail: mettef@image.dk

ECUADOR

Quito: Gaspar de Villarroel,
E9-59y Av. Shyris, Quito
Tel.: 02 82 09 20 / 02 46 94 68
Tel. & Fax: 02 56 33 44
Ingrid Wittich
E-mail: toisan@pi.pro.ec

ENGLAND

Internet:
http//www.allencarrseasyway.com
E-mail:
postmaster@allencarr.demon.co.uk

London: 1c Amity Grove,
Raynes Park, London SW20 0LQ
Tel. & Fax: 0 20 89 44 77 61
John Dicey, Sue Bolshaw,
Crispin Hay

Birmingham:
415 Hagley Road West, Quinton,
Birmingham B32 2AD
Tel. & Fax: 0121 423 1227
John Dicey

Bristol: Tel. 0117 908 1106
Trevor Emdon

Devon: Angel Cottage,
Cutteridge Farm, Whitestone,
Exeter EX4 2HE
Tel.: 01392 811603
Trevor Emdon
E-mail: trev@wizardofwisdom.com

Edinburgh: 48 Eastfield, Joppa,
Edinburgh, EH15 2PN
Tel.: 0131 660 6688
Fax: 0131 660 3203
Derek McGuff
E-mail: easyway@clara.co.uk

Glasgow: Meadow House,
Meadowmill, Tranent,
East Lothian Elf 33 1LZ
Tel.: 01875 616658
Joe Bergin
E-mail: bergin@clara.co.uk

Kent: Clinics held Canterbury
Maidstone, Whitstable
Tel.: 01227 779 188
Angela Jouanneau
E-mail: easywaykent@barclays.net

North East: 10 Dale Terrace,
Dalton-le-Dale, Seaham,
County Durham, SR7 8QP
Tel. & Fax: 0191 581 0449
Tony Attrill
E-mail: tonyattrill@netspace.co.uk

South Coast & Southhampton:
Christchurch Business Centre,
Grange Road,
Dorset BH23 4JD
Tel.: 01425 272757
Fax: 01425 274250
Trevor Emdon

Yorkshire:
Tel.: 0700 900 0305
Fax: 01904 340 159
Mobile: 07931 597 588
Diana Evans
E-mail: dianayork@yahoo.co.uk

FRANKREICH

Internet: http://www.allencarr.fr

Marseille: 70 Rue St Ferreol,
13006 Marseille
Tel.: 04 91 33 54 55
Fax: 04 91 33 32 77
Erick Serre
E-mail: info@allencarr.fr

Alpes: Centre Allen Carr Alpes,
BP 203, 73277 Albertville
Cedex
Tel.: 04 79 37 76 02
Fax: 04 79 32 84 72
Daniel Gille
E-mail: easyalpes@wanadoo.fr

Paris:
125 Boulevard Montparnasse
75006 Paris
Tel.: 01 40 47 07 07
Erick Serre

Roussillon: 1 Rue Pierre Curie,
66000 Perpignan
Tel.: 04 68 34 40 68
Eugene Salas
E-mail: eugenesalas@minitel.net

Carribean: 11 Lot du Moulin,
97190 Gosier, Guadeloupe, Antilles
Tel.: 05 90 84 95 21
Fax: 05 90 84 60 87
Fabiana de Oliveira
E-mail: allencaraibes@wanadoo.fr

IRLAND

Dublin: 44 Beverly Heights,
Knocklyon, Dublin 16
Tel.: (01) 494 1644
Brenda Sweeney
E-mail: seansw@iol.ie

Munster:
Tel. & Fax: (056) 54911
Catherine Power Henandez
E-mail:
powerhernandez@eircom.net

Connaught:
Tel. & Fax: (094) 67925
Pat Melody Dunne

ISLAND

Reykjavik: Ljosheimar 4,
104 Reykjavik
Tel.: 354 553 9590
Fax: 354 588 7060
Petur Einarsson & Valgeir Skagfjord
E-mail: pein@ismennt.is

ISRAEL

Jerusalem: P.O. Box 127, Givat Ze'ev
Tel.: 02 624 2586
Michael Goldman
E-mail: okets@zahav.net.il

ITALIEN

Mailand: Studio Pavanello,
Piazza Argentina 4, 20124 Milan
Mobile Tel.: 0348 354 7774
oder 0322 980 350
Francesca Cesati
E-mail: fcesati@cableinet.co.uk

NIEDERLANDE

Internet: http://www.allencarr.nl
E-mail: amsterdam@allencarr.nl

Amsterdam: Pythagorasstraat 22,
1098 GC Amsterdam
Tel.: 020 465 4665, Fax: 020 465 6682
Eveline De Mooij
E-mail: amsterdam@allencarr.nl

Utrecht: De Beaufortlaan 22B,
3768 MJ Soestduinen (gem. Soest)
Tel. (stop smoking): 035 60 29458
Paula Rooduijn
E-mail: soest@allencarr.nl
Tel.: 035 603 22 99
Fax: 035 609 00 33
Nicolette de Boer
E-mail: nicolette.deboer@freeler.nl
Annette van Schaik
E-mail: annette@allencarr.nl

Rotterdam: Mathenesserlaan 290,
3021 HV Rotterdam
Tel.: 010 244 07 09
Fax: 010 244 07 10
Kitty van't Hof
E-mail: rotterdam@allencarr.nl

Nijmegen: Dominicanenstraat 4,
6521 KD Nijmegen
Tel.: 024 360 33 05
Jacqueline van den Bosch
E-mail: nijmegen@allencarr.nl
Tora Schuurman
E-mail: v.schuurman@planet.nl
(nur international)

PORTUGAL

Oporto:
Rua Fernandes Tomas 424-2° Sala 5
4000-210 Porto
Tel.: (351) 225 102840
Fax: (351) 229 407234
Fatima Helder
E-mail: easyweigh@mail.telepac.pt

Rua dos Castanheiros, 97
4455-089 Lavra-Matosinhos
Tel.: (229) 958698
Ria Monteiro
E-mail: slofmont@mail.telepac.pt

SPANIEN

Madrid: Modesto Lafuente 53,
2b, Madrid 28003
Barrio de Barcena 106, Coo,
39408 Cantabria
Tel.: (902) 10 28 10
Fax: (942) 83 27 16
Geoffrey Molloy & Rhea Sivi
E-mail: sivimoll@arrakis.es

SÜDAFRIKA

Kapstadt: P.O. Box 5269,
Helderberg, Somerset West, 7135
Tel.: 083 600 5555
Fax: 083 8 600 5555
Dr. Charles Nel
E-mail: easyway@allencarr.co.za

USA
www.easywayexpress.com

Texas: 12823 Kingsbridge Lane,
Houston, Texas 77077
Tel.: 281 597 1904
Fax: 281 597 9829
Laura Cattell
E-mail: Laura@easywayexpress.com

Register